知的生きかた文庫

70代からの元気力

和田秀樹

JN109339

三笠書房

プロローグ

70代を楽しく生きれば、80代はもっと楽しくなる

「あと何年、元気に生きられる？」にお答えします

この本の読者は、年齢層で言うと、60代後半以降から70代になります。

つまりは、定年後の世代ということになります。

「人生100年」と考えれば、**60代後半以降なんて、まだまだ若い**もの。

ただ、わずか50年前には、男性の平均寿命は60代後半だったのです。そう考えると、「人生も、ずいぶん長丁場の時代になったものだなあ」と感慨にふける人も多いのではないでしょうか。

また、完全リタイアして年金だけで暮らしている世代というのは、70歳が一区切りとしても、それ以降の世代ということになるのかもしれません。そのせいもあるのでしょうか、リタイアが遅くなった分、いざリタイア生活が始まると、**「自分の人生も、あと何年？」**と考える人が多くなるようです。

現在、日本の男性の平均寿命が81・64歳（2020年）ですから、70代でリタイアした人はいろいろと考えてしまうのも当然でしょう。

「おいおい。私はあと6年もすれば、死んでしまうのか」

75歳の男性ならそう思って、慌ててしまうかもしれません。

後ほど説明しますが、これは**平均寿命の意味を勘違いした、単なる誤解**です。

ただ、まだまだ先のことだと思っていた平均寿命が、すぐそこに迫っていると気がつけば焦るのも仕方ないですね。

「体はまだ元気だし、気持ちだって若いつもりだ。でももう、いつ死んでもおかしくない歳なのか」といった具合です。

そのせいかどうか、最近の週刊誌の記事を見ると「相続」だの「終活」だの「遺言」だの「墓」だのと、煽り立てるものばかりが目につきます。昔、たとえば、いま65歳の方がまだ45歳だった、20年ほど前の週刊誌の誌面と比べると、まったく様変わりしました。

「たしか、この週刊誌はグラビアのヌードが売り物だった」

「政治や社会問題の硬派なスクープ記事も多かった」

週刊誌の広告を見るだけでも、時代の変貌ぶりに驚かされます。

大事なのは「平均寿命」でなく「平均余命」

平均寿命の**意味を勘違いして、不安になっている人は、意外に多い**ものです。

そもそも平均寿命の意味を勘違いしているので、「**自分の寿命が、あと何年残っているか?」を計算間違いしてしまう**のです。

平均寿命からいまの自分の年齢を差し引いて、残った数字が「余命」というわけではありません。

落ち着いて考えれば、すぐわかることです。

平均寿命とは、あくまで、「0歳の赤ちゃんが何年生きるか」という平均値を割り出した数字です。不幸にも若くして亡くなった人を含めての平均ですから、70歳まで生きた人にそのまま当てはめることはできません。

ご存じの方も多いと思いますが、「自分の人生も、あと何年？」というのは**「平均寿命」ではなく、「平均余命《よめい》」の数字で知ることができます。**その数字が、「自分の寿命が、あと何年残っているか？」の大まかな答えになります。

つまり、**気にすべきは「平均寿命」でなく「平均余命」なのです。**

ちなみに直近の統計で見ると、70歳の男性の平均余命は約16年です。75歳なら約12年です。女性はどちらもそれより数年長くなります（くわしくは39ページの図版をご覧ください）。

ただ、70歳の男性が「余命あと16年か」と達観するのもまだ早いのです。

なぜなら、**85歳の男性の平均余命は、約6年**だからです。

つまり、「自分の人生も、あと何年？」は、実際に生きてみなければわからないということです。元気なままで90歳を迎えるかもしれないし、あくまで平均ですから数年でポックリということもあります。となると、**「自分の寿命が、あと何年残っているか？」というのは、無意味な計算**と言えるかもしれません。

そんな計算をするよりは、一日一日を、そして一年一年を、元気に朗らかに過ごしたほうがいいというのは、誰もが共感することでしょう。あれこれ思い悩んだところで、寿命なんて、わからないのですから、悩むだけ損です。

それからこういう考え方もできます。

仮に70歳のあなたが、**いま元気だとしたら、その元気な気持ちのまま、これからも生きたほうがいい**のです。検査の数値が少しぐらい悪くても、そこであれこれ気を回して縮こまって暮らすより、いままで通り、好きなものを食べて、外に出て日の光を浴びたほうが、ハツラツとした脳を保ち続けることができるのです。心さえ元気なら、残りの平均余命を満喫できるからです。

70歳から16年も楽しい人生を過ごせる人なら、さらにおまけで5年、10年の人生がプレゼントされるに違いありません。

そういう人生観こそが、70歳からの人生を充実させる――と、私は思います。

70代からの元気の素は「意外なところ」にあります

現在の日本は、**65歳以上の人が、全人口の約三割を占める超高齢社会**です。

ちなみに、超高齢社会とは、高齢者の人口が全体の21％を超える社会のことをいいます。日本が超高齢社会になった2007年頃から、「老化の予防」が盛んに語られるようになりました。

私自身も、高齢者専門の精神科医として「老化の予防」は気になります。

そして、そもそも「老化とは何だろう」と考えるようになりました。

私が言う「老化」とは「脳の老化＝認知症」「血管の老化＝脳梗塞・心筋梗塞」「骨の老化＝骨粗しょう症」「耳の老化＝難聴」といった「臓器の老化」のことではありません。私が考えているのは「人間そのものの老化」のことです。

まず、人間が老化すると、どうなるのでしょう？　もちろん、老け込みます。

「なーんだ」と拍子抜けした人もいるかもしれません。

ただ、その**「老化」のスピードと度合いが、人によって、まるで違う**のです。

長年、高齢者医療の現場に携わっていると、そのことをつくづく痛感します。

70歳を過ぎても、脳梗塞の後遺症や骨粗しょう症を抱えながらも、若々しい人、ハツラツとした人はいます。それとは逆に、体のどこを見ても、**これといった問題がないのに、すっかり老け込んでいる人もいる**のです。

つまり、老化の問題は、「臓器の老化」だけでは測ることができないのです。

70歳からの「元気の素」は、別の意外なところにあります。

70代からの「幸せの秘訣」——幸福物質を増やす

この「老化の差」は、いったいどこから来るのでしょうか。

結論から言うと「人間も動物なのだ」ということです。

わかりやすく説明しましょう。

人間が農耕を始めたのは、せいぜい1万年ぐらい前からです。

それ以前の気の遠くなる年月、人間はどの時代であれ「肉食動物」でした。明るい時間に狩りをして、夜暗くなったら眠る。人間は、そのような生活をして、永い年月を生き延びて来たのです。

それが「人間も動物なのだ」ということです。

このことは「老化の予防」を考える際、大変に重要なポイントになります。

人間の**意欲や若々しさには、つねに生物学的な背景がある**からです。

歳をとると、人間の脳内はセロトニンという神経伝達物質が減ってきます。そのために不安感を抱いたり、うつ病になりやすくなったりします。

70歳からは、このセロトニンがとくに重要になってきます。

と言うもの、セロトニンは「幸福物質」という別名さえあるくらい、幸福感と密接に結びついているからです。

とくに理由もないのに、何となく幸せな気分に包まれるような感覚、目に映る風景や出会う人に対して、自然に笑顔が浮かんでくるような感覚――そういう感覚を「多幸感」とも言います。

セロトニンは、まさに、その「多幸感」を作り出してくれるのです。

また、男性の場合、歳をとると男性ホルモンも減るので、意欲や活力が落ちてきます。さらに最近の研究では、そのために記憶力が衰え、人づき合いがおっくうになることもわかってきました。逆に女性は、歳をとると男性ホルモンが増えるので、おおむね元気になる傾向があります。

このセロトニンや男性ホルモンは、じつは、生活習慣を変えることで、歳をとっても案外簡単に増やすことができるのです。
つまり**「老化の予防」ができる**わけです。

70代からの「若さの秘訣」——肉と光を意識する

明るい時間に狩りをして、夜暗くなったら眠る——。

70歳からは、そのような生活こそが、セロトニンと男性ホルモンを増やし、いつまでも若々しくいられる基本ということになります。

まずは「肉を食べる」。

肉には、セロトニンの材料のトリプトファンというアミノ酸がたくさん含まれています。そして、肉に含まれるコレステロールは、そのセロトニンを脳に運んでくれると言われています。男性ホルモンの材料もコレステロールです。

そして「太陽の光を浴びる」。

人間の脳は太陽の光を浴びると、セロトニンが増えることが知られています。

また光の中で活動をすると、男性ホルモンが増えることもたしかなことです。

おそらくは、人間は本来、肉食動物だったなごりとして、**肉を食べ、光を浴びると元気になるようにプログラムされている**のです。いつまでも、若々しくいたいのであれば、太古の時代から育まれてきた、人間本来の本能をよみがえらせてみましょう。

これが長年、高齢者医療の現場に携わってきた私の考えであり、結論です。

この本は、患者さんや自分自身が老化しないために、どうすればいいかについて、日々、真剣に向き合ってきた医療活動の結晶だと自負しています。

70代、80代以降の人生を、さらに明るくするために、お役に立てれば幸いです。

和田秀樹

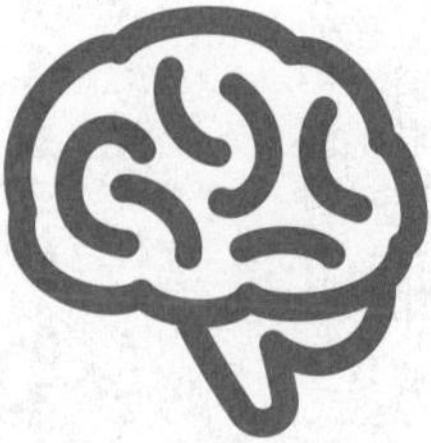

『70代からの元気力』

◎もくじ◎

プロローグ

70代を楽しく生きれば、80代はもっと楽しくなる

1章

65歳を過ぎたら、絶対「知っておきたいこと」

2章 「元気ある70代」は「元気ある食事」から作られる

3章 70代から「脳の老化を防ぐ+遅らせる」食生活

4章 80代が楽しみになる！ 70代からの「新しい習慣」

5章
人生は、70代からが「本当に面白くなる」

6章 70代から始めよう　和田式「心と体」健康のコツ

本文DTP／オーパスワンラボ
佐藤正人
企画協力　／波乗社

1章

65歳を過ぎたら、絶対「知っておきたいこと」

日本人の「心理年齢」は、20歳も若返っています

日本の年齢構成はいま、逆ピラミッド型になっています。

人口がいちばん分厚い層が、この本の読者層でもある70代前半の団塊の世代なのですから、ある意味、当たり前のことかもしれません。そして、現在、40代後半から50代前半の団塊ジュニアの層が、団塊の世代に続いて層が厚くなります。

70代の人口が多いわけですから、それに応じて日本人の平均年齢も高くなるはずです。このことはすぐに納得できることだと思います。

では、それは何歳なのか。

48歳前後、**ざっくりと40代半ば過ぎ**と考えていいでしょう。

ただ、平均寿命が長いのだから平均年齢も高いという見方は当たっていません。

おおまかな傾向としてはそうなりますが、比例するわけではないのです。

たとえばアメリカ人の平均年齢は38歳前後、こちらはまだ30代後半です。日本とは、ほぼ10歳の開きがあります。でもアメリカ人の平均寿命は79歳ですから、日本人とそれほど差があるわけではありません。

もう少し数字を挙げてみましょう。

1950年の日本人の平均年齢は26歳でした。

つまり、**団塊世代が生まれて間もない頃は、日本の社会全体が20代半ばの若者に満たされていた**ことになります。それがいまでは、20歳以上も平均年齢層が上がったことになります。

ちなみにアメリカは1950年の平均年齢が31歳でした。それから70年近くも経っているのに、平均年齢は7歳しか上がっていません。

この数字をどう受け止めますか？

数字だけを見て、「日本人も老けたなあ」と受け止める人もいるのではないでしょうか。ただ、よく考えるとわかりますが、それはまったく違うのです。

平均年齢のこの変化は、むしろ、それとは逆の受け止め方ができるのです。

日本人の「心理年齢」が、20歳以上も若返っていると言えるのです。

「心理年齢」——日本の社会の中で、自分を心理的に若い世代と感じるか、中心となる世代と感じるか、やや歳をとっている世代と感じるか——は、平均年齢で決まります。

たとえば、1950年の日本人の平均年齢は26歳だったので、当時、26歳の人は、自分を若くもなく、歳をとっているわけでもなく、まさに日本の中心の世代と感じていたでしょう。

当時、35歳前後の人は、自分のことをいまで言う「おじさん」「おばさん」のように感じていたはずです。

さらに、45歳前後だった人なら、平均年齢より20歳近くも上なので、自分のことを「年寄り」とさえ感じていたかもしれません。平均年齢より20歳近くも上ということは、いまで言えば60代後半。あながち間違ってはいないでしょう。

つまり、いまの「60代後半」は、昔で言えば「40代半ば」の感覚なのです。

日本人は**「老けた」のではなく、確実に「若返っている」**のです。

いまの「70歳」は、昔で言えば「50歳」

日本人の「心理年齢」は、20歳も若返っている——。

このことは、実感として理解できるという人も、多いのではないでしょうか。

たとえば、いまのあなたが、65歳とします。

そして、同年齢だった頃のご両親と、いまの自分を比べてみると、いかがでしょうか。明らかにいまの自分のほうが肉体的にも精神的にも見た目も、若く感じるのではないでしょうか。

また、1960年代は、会社員の定年は55歳でした。おそらく55歳を過ぎると、出社して働くのは肉体的にも精神的にもキツいという人が少なくなかったのでしょう。いまはどうでしょうか。

「60歳定年」は制度上の建前みたいなもので、実際、65歳まで働ける職場が増えています。つまり、60歳を過ぎても、出社して働くのはさほどキツくないという人が増えているのではないでしょうか。

実際、「70歳になっても、現役」という人はいくらでもいます。

明らかに日本人の「心理年齢」も「肉体年齢」も若くなっているのです。

いまの「70歳」と昔の「70歳」とでは、明らかに違います。

いまの「70歳」は、昔で言えば「50歳」。

かつての「40代」は、いまで言えば「60代」ということになります。

実際、現実の感覚として、70歳ぐらいなら「まだ働ける」「仕事があるなら働きたい」と思う人が大勢います。

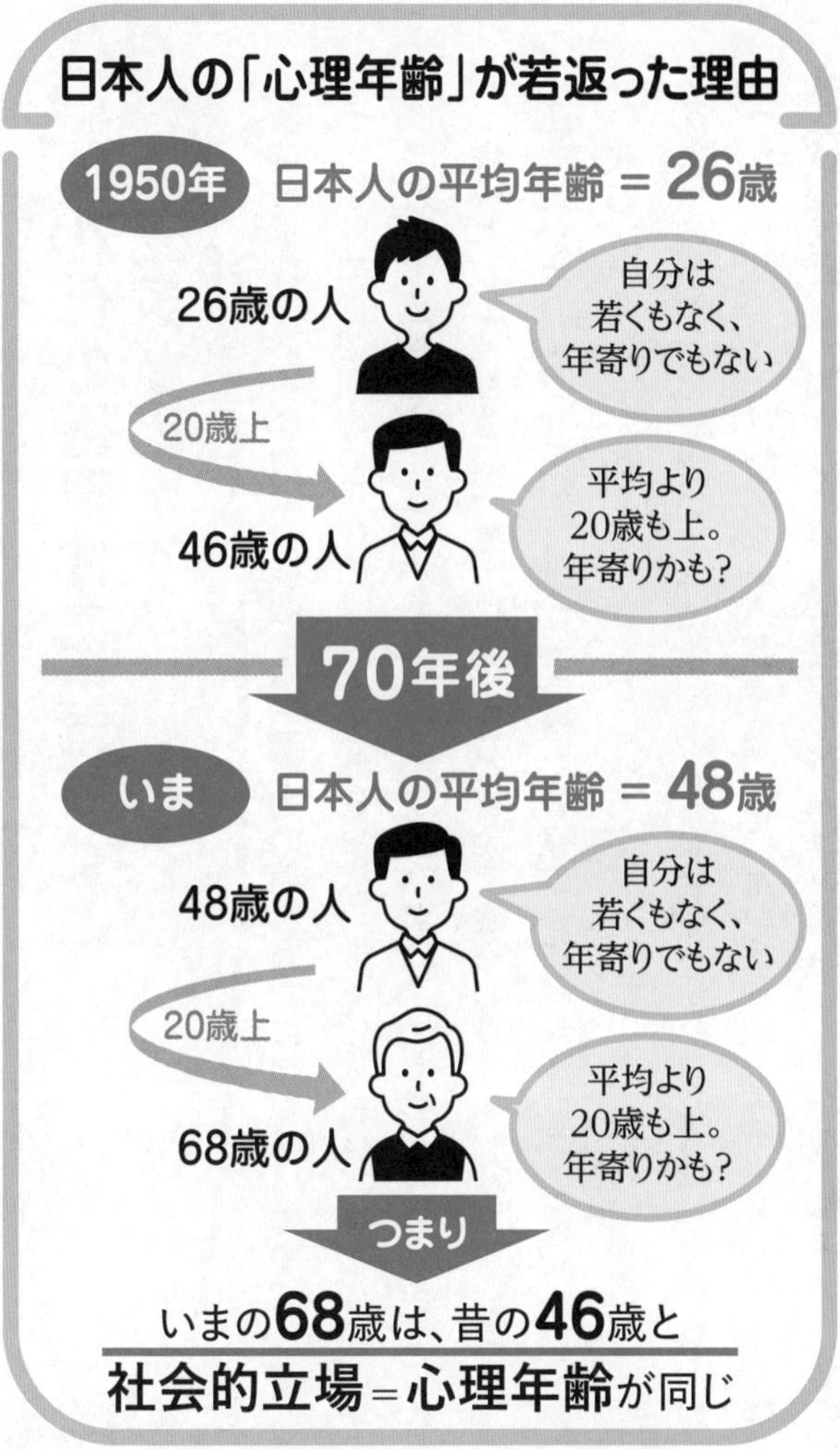

日本人の「心理年齢」が若返った理由
1950年
日本人の平均年齢 = 26歳
26歳の人
自分は若くもなく、年寄りでもない
20歳上
46歳の人
平均より20歳も上。年寄りかも?
70年後
いま
日本人の平均年齢 = 48歳
48歳の人
自分は若くもなく、年寄りでもない
20歳上
68歳の人
平均より20歳も上。年寄りかも?
つまり
いまの68歳は、昔の46歳と
社会的立場=心理年齢が同じ

「70代の重要性」に気づくと、元気が出ます

団塊の世代である70代は、現時点で「最大の消費層」になっています。

その意味では、団塊の世代のニーズを的確に汲み取れる人材は、いまの世の中では、当然、必要とされるはずです。つまり、いまの70代は、その気にさえなれば、**現役として「社会の一線」に立つことさえできる**わけです。

「70代」がそのような重要な世代であるということに、気づいているか、気づいていないかの違いは、とても大きいと思います。

「70代」の重要性に気づいている人であれば、「70代になったら出しゃばらないほうがいい」などとは考えないでしょう。私に言わせれば、そのような考え方は、高度経済成長前、70年も昔の人生観にしがみついているようなものです。

ましてや60代なんて、かつての40代でしかありません。1950年であれば、40代はまさに、社会のリーダー世代。日本人の平均年齢が20代の時代に、その若い20代を引っ張っていたのが、40代なのです。

いまのあなたの実年齢から20歳引けば、何歳になりますか？

その年齢が実感からほど遠いものだったとしても、気持ちは動くと思います。「自分から老け込んでいる場合じゃない」「もうちょっと活躍してみたい」と感じるのではないでしょうか。

その気分こそ、**70歳からの「元気の素」**でもあるのです。

「団塊の世代が元気」になれば「日本も元気」になる

日本の高度経済成長の原動力となったのは、何と言っても、団塊の世代です。

しかも、日本人の年齢構成でいちばん分厚い層も、団塊の世代なのです。それだけ、存在感がある世代と言ってもいいでしょう。実際、団塊の世代を含めて、70代、80代の世代は、日本社会の中で重要な年齢層と言えます。

この重要な年齢層が、ごっそりと意欲をなくして気分的に落ち込んでしまったり、閉じこもってしまったりすると、どうなるでしょうか。

日本社会全体が、元気をなくしてしまうのです。

かつて日本全体を活気づけた層が、元気をなくしてしまうのですから、考えてみれば当たり前の話です。まず、消費が激減します。人手不足もさらに深刻になります。都会であれ地方であれ、それぞれの地域が成り立たなくなるケースは無数に出てくるでしょう。

そして、活気がなくなって、寂しい国になってしまうのです。

逆に言えば、70代、80代の人たちが元気になれば、日本も元気になるのです。

プレッシャーをかけるわけではありませんが、70代、80代の人たちは、その意味では責任は重大です。

とは言っても、べつにムリに働く必要はありません。また、自分にその気がなければ、よく言われるように、地域の活動やボランティア、趣味や遊びのサークルにも入る必要もありません。

では、何をすればいいのか？

元気に町を歩いたり、ふらりとどこかに出かけたりする。それだけでいいのです。顔見知り同士があちこちで出くわして、お茶を飲んだり食事をしたり、あるいは、連れ立って近所の居酒屋でお酒を飲むだけでもいいのです。

実際、そういう70代、80代がいる町は、にぎやかで活気があるものです。40代も50代も、70代、80代に負けじとばかりに、にぎやかに集まってきます。

と言うのも、そういう町なら、飲食店も居酒屋も、味には手を抜けないからです。70代はとくに味にうるさいのです。70代にそっぽを向かれて、店が流行らなくなれば、ほかの世代も寄りつかなくなります。

つまり、70代、80代が元気なかぎり、40代、50代の現役世代も張り切らざるを得ません。日本人の平均年齢が40代後半という時代、70代、80代の存在感というのは、突き詰めていくと、そういうことになるように思います。

現在、日本の中心の世代である40代後半の世代に**「元気」を注入するのも、70代、80代の役目**とも言えるのではないでしょうか。

さあ、元気よく、外に出かけてみましょう。

「若く見える人」ほど年齢を気にしない――70代の格差

人間は何かを気にすれば気にするほど、そのことから逃れられなくなります。悩みも不安も、すべてそう。

気にすれば気にするほど、見つめれば見つめるほど、気になるし、目につく。

そして、気にすればするほど、その悩みや不安は日々大きくなっていきます。

うつになりやすい人には、とくにそういう傾向があります。何か気になることがあると、どうしてもそのことだけを考えてしまうのです。だから余計に、そこから抜け出せなくなります。

「年齢」についても、まったく同じことが言えます。

気にする人は気にするし、気にしない人はあまり気にしない。ただし、一つだけ言えることがあります。

70代でも、80代でも、若く見える人ほど、自分の年齢を気にしていません。逆に言えば、**老け込んで見える人ほど、自分の年齢をいつも気にしています。**

昔の仲間と久しぶりに顔を合わせて、「お互い、もう70歳なんだよね」と真っ先に「歳ネタ」を口にするのがこのタイプ。いつも年齢のことを考えているし、話題にしているので、年齢よりも老けて見えるはずです。

「歳ネタ」を振られても、大して関心もないので、「そう言えば、そうだね」と、受け流すことができる人は、おそらく若く見えるはず。

つまりは、「歳ネタ」を話題にすればするほど、老けていくようなものです。

それもそうでしょう。

「歳ネタ」なんて、いくら話しても、何も解決しませんし、何のメリットもありません。

それどころか、「もう70歳なんだよね」などと話しているうちに、気分が沈んでくるので、どんどん老けていくわけです。

自分の年齢を気にする人と、気にしない人とでは、人生の質も変わってきます。

自分の年齢を気にする人は、何か新しい計画を持ちかけられても、ついつい「いまさら」とか「10年前ならよかったのに」と考えてしまい、あまり行動しないものです。自分の年齢を気にしない人は、新しい計画に「お、いいね！」とすぐ応じることが多いものです。実際、行動に移すことも珍しくありません。

これが続くと、どうなると思いますか？

「余命は気にしない」が元気の秘訣!

60歳以上のおもな年齢の「平均余命」

年齢／性	60歳	65歳	70歳	75歳	80歳	85歳	90歳
男性	24.21年	20.05年	16.18年	12.63年	9.42年	6.67年	4.59年
女性	29.46年	24.91年	20.49年	16.25年	12.28年	8.76年	5.92年

（厚生労働省）

しかし!

余命なんて気にせず、一日一日を、元気に朗らかに過ごすのが、健康寿命を伸ばす「最高の秘訣」です!

平均余命とは「ある年齢の人が、平均してあと何年生きられるか」という期待値です。

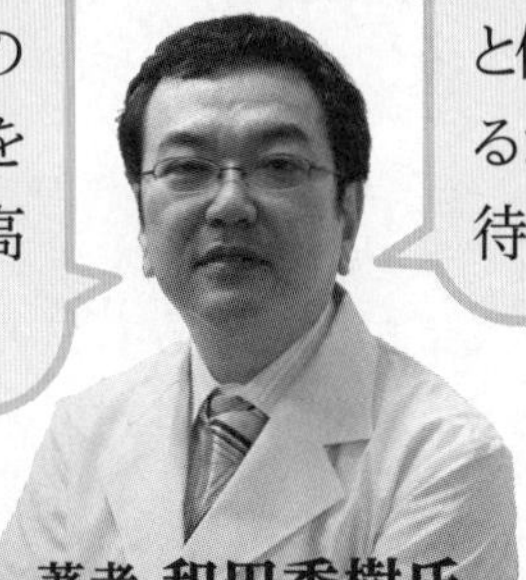

著者 和田秀樹氏

どんどん**「老いの格差」**が広がっていくのです。

自分の年齢を気にする人は、老いのスピードが加速し、気にしない人は、人生に刺激が多いのであまり老け込まない。実際の年齢はいつまでたっても同じなのに、「見た目年齢」の差はどんどん開いてしまいます。

本書のプロローグで紹介した「平均余命」の話を思い出してください。

70歳の男性の平均余命は「16年」でした。

この「16年」は、けっこう長いです。

その16年を笑顔で行動的に過ごす人と、「もう70歳も過ぎたか」と年齢を気にしながら過ごす人では、**時間の濃さも楽しさもまったく違う**はずです。そして、笑顔で行動的に過ごせた人は16年たつと、またおまけの数年か、人によってはさらに15年、プレゼントされる可能性さえあります。

人生、まだまだ長いのです。

どうせなら、年齢など気にせず、いつまでも明るく過ごしたいものです。

「70歳になる」とは「自由になる」ということ

70歳を過ぎたら、「好きなことだけをする」という選択もあります。

「遊んで暮らす」のが、70代人生の理想だと私は思っています。

ですから、やりたくない仕事や役割はムリして続けるのは、時間がもったいないと思います。

そしてこれがいちばん大事なことですが、高齢になればなるほど、**「いろいろなものから自由になる、解放される」**といった気持ちを大切にしたほうがいいのです。心を伸びやかにして、残された人生を楽しむためにも、どういうものであれ自分を縛るようなことはしないほうがいいのです。

まず捨てたいのは**「かくあるべし思考」**。

たとえば、会社勤めの間は、とにかく「定年までは働くべきだ」いう気持ちがあったはずです。この「かくあるべし思考」があったからこそ、仕事で嫌なことや、苦しいことがあっても、我慢して働いていたわけです。

また、仕事に対する責任感とか義務感といったものも、考えてみれば、「かくあるべし思考」が根本にあります。「どんな仕事であれ、逃げ出したり、放り出したりせずに取り組むべきだ」と思うからこそ、責任感、義務感が生まれるわけです。

ただ、仕事がうまくいっているうちはいいのですが、うまくいかなくなると、その責任感や義務感に追いつめられることになります。それに耐えられる人もいるでしょうが、心が病んでしまう人もいます。

そんなときは**「かくあるべし思考」を捨ててもらうと、ラクになる**ことが少なくありません。

実際、職場でうつに苦しむ人は、医者の診断書をもらって休職が認められただけで、ずいぶんラクになるものです。実際の治療に入らなくても、医者の診断書をもらったことで、「かくあるべし思考」からいったん解放されるので、それまでの苦しさが消えてしまうことがあるのです。

「定年を迎えた」ということは、仕事に対する最大最強の「かくあるべし思考」から完全に解放されるということです。

人によっては「あと5年は働かないといけない」といった拘束があるかもしれませんが、定年前ほどの縛りは消えています。「かくあるべし思考」から解放されているので、「いざとなれば、我慢して働く必要もない」という意識が、どこかにあるからでしょう。

それでいいのです。

仕事だけではありません。

子どもの教育とかマイホームのローンなど、いままで**自分を縛っていたものが一つずつ消えていくのが、60代。**気がつけばどんどん身軽になっているのが、年齢を重ねるということなのかもしれません。

70代からは、その「身軽さ」を楽しみたいものです。

「70歳になるということは、自由になること」なのかもしれません。

そう考えれば、こんなに楽しく嬉しいこともないはずです。

「何ごとも遊び半分」が、脳を老化させないコツ

70代は「自由の時代」——と考えていいでしょう。

そう考えれば、何ごとも、いままでのような拘束力はありません。

地域の活動だって、ボランティアだって、自分がやりたいと思ったらやればいいし、時間がもったいない、ムダなことだと思ったらやめたほうがいいのです。

趣味も、つき合いも、すべて同じ。

「つまらないいな」と思ったら、やめていいのです。

と言うより、**「つまらないな」と思ったら、やめたほうがいい**のです。

「何ごとも、中途半端に終わらせてはいけない」という考えは、会社員時代に長く染みついてきた「かくあるべし思考」に過ぎません。「別に仕事じゃないんだし」と思って、つまらないと感じたら、その場でおしまいにしてしまいましょう。

そうしないと、70代のせっかくの貴重な時間をムダにしてしまいます。

昔であれば、そのような態度は、「遊び半分」と思われて、否定的に考えられたものです。嫌悪感を抱く人さえいました。

とくに、団塊の世代は、真面目な努力家が多いので、その傾向があるように思います。実際、会社員時代、仕事が中途半端に終わってしまったときなど、「まるで遊び半分じゃないか！」と、反省していた人もいるのではないでしょうか。

でもこれからは、すべて「遊び半分」にしたほうがいい年齢なのです。

それに地域の活動やボランティアをやめたところで、周りはそれほど気にしないもの。「つまらないな」と思っていたわけですから、周りもそれとなく気がついているものです。

「和田さん、最近姿が見えないね」と地域活動やボランティアの仲間が言ったとしても、「まあ、そんな予感はしてましたよ」「まあ、当てにしないで待ってましょう」くらいで終わってしまいます。

もちろん、どの世界にも、「かくあるべし思考」でしか考えられない人がいるものです。そして相も変わらず、昔ながらの責任感だの義務感だのを、人に押しつけてきたりします。

70代になったら、そういう人とは距離を置くことです。

放っておけばいいのです。

70代は、そういう**気ままさが許される世代**なのです。

それに「何ごとも遊び半分」とばかりに、最初から何ごとにも深入りしないと決めておけば、それが自然と自分のキャラクターになってきます。

周りの反応など、気にすることもなくなります。

「胸を張って、無責任に生きる」は、70代の特権

齢をとると、何を始めるにしても、おっくうに感じるもの。

それには理由があります。

65歳を過ぎても、**60歳までの価値観、人生観を引きずっている人が多い**ので、何かを始めるとき、どうしても不安や懸念を感じてしまうのです。

「始めても、だんだん辛くなるかもしれない」「ひょっとしたら、自分に向いてないかもしれない」などなど、ついつい不安を感じてしまうわけです。さらには「長続きしなかったら、みっともない」「やるからには、中途半端なことはできない」と、見栄から生まれる懸念もあります。

このような価値観、人生観は、長い会社勤めや、組織の人間関係の中で身につ

いたもの。それをそのまま、65歳からの人生に当てはめても、意味がありません。どんな世界でも、いざ飛び込んでみると「勝手が違う」「通用しない」「体がついていけない」といったことはいくらでも起こり得ます。

前項でお話ししたように、「何ごとも遊び半分」という気持ちで始めれば、気分もラクなもの。「勝手が違う」「通用しない」「体がついていけない」と思ったら、のんびりマイペースに持ち込んでしまえばいいだけの話。

65歳を過ぎたら、ラクなことだけやる。

誰からも文句は言われないはずです。

また、ラクだと思っていても、「やっぱり、自分に向いてない」ということもあるでしょう。それなら、**「やーめた！」と放り出せばいい**のです。

65歳からは、万事がこんな調子のほうが、うまくいくと考えてください。

団塊の世代なら、クレージーキャッツの植木等さん主演の映画『無責任』シリーズを覚えていると思います。その映画の中で**「こつこつやる奴ぁ、ご苦労さん！」**

というとても痛快なセリフがありました。

70歳からは、まさに**「無責任一代男」「無責任一代女」でいい**のです。

「やっぱり、自分に向いてない」と思ったら、「こつこつやる奴ぁ、ご苦労さん！」とばかりに放り出す。70代になったらもう、胸を張って、無責任のまま生きていいと思います。

70代は、何十年もの間、ひたすら責任だけを果たしてきた世代なのですから。

「外に出て町を歩く」だけでも、必ず若返ります

外に出て町を歩くだけで、気分が華やいでくるときがあります。

70代になったら、このような気分から生まれてくる高揚感を大事にしたいものです。

と言うのも、このような**高揚感は、老化の防止にとてもいい**のです。

晴れの日はもちろんのこと、曇りの日でも雨の日でも、外を歩いて風を感じたり、人とすれ違ったり、店先を眺めたりする。また、気が向いたら、しばらくご無沙汰の飲食店や居酒屋に顔を出したりする。

それだけでも、「こういう気分もいいな」と思うときがきっとあります。

それが脳にとって、とてもいい刺激なのです。

また、町には同世代の男性や女性たちがいます。快活で楽しそうな同世代がいれば、いやがうえにも刺激になります。

ファッションにも目が行くでしょう。「ああいうチェックの柄のジャケットなら、私も欲しい」と思ったりします。「派手な色だけど、あの歳でも案外、様になるんだな」と気がついたりします。

あるいは逆の場合もあります。

「同じくらいの歳だと思うけど、地味な服のせいか、年寄りくさく見える」

「不機嫌そうな表情をしているな。あれじゃ家の雰囲気も悪いだろう」

といった具合です。町を歩くと、つい同世代に目が行ってしまうのはいくつであっても同じだと思います。そのたびに、いろいろな刺激を受けるのです。

「あのようなジャケットが欲しい」「あのような表情はよくない」などと、勝手な刺激を受けているうちに、不思議な元気が出てきます。何をどうするというのでもなく、前向きな気分になってくるものです。

それだけでも出かけた甲斐があります。

目的などなくてもいいから、とにかく外に出てみる。

くわしくは後ほど説明しますが、それだけでも若返りの刺激を受けるのです。

2章

「元気ある70代」は「元気ある食事」から作られる

百寿者（100歳以上の人）ほど「肉」を食べている

「長寿の人は何を食べてきたのか」というテーマで、研究をしている人がいます。

医学博士の柴田博先生です。

柴田先生は、その成果を『長寿の嘘』（ブックマン社）という本にまとめています。私は、その本で解説文を書かせていただいたほど、柴田先生の意見や指摘に共感しています。

柴田先生は、「百寿者（100歳以上の人）」の研究を続けてきたことでも知られています。日本はもちろん、世界中の健康で長生きした「百寿者」の食生活を調べているので、裏付けがしっかりしているのです。さらには、さまざまな数値データを検証して研究をまとめているので、いわば**「健康長寿のノウハウ」**が凝縮されている観さえあります。

仕事であれ、勉強であれ、スポーツであれ、私たちは「できる人・成功している人」から学び、「何をすれば成功するのか」というコツを知ろうとします。「できる人・成功している人」のノウハウを抽出するというのは、どの世界であれ有効な方法であると言えるでしょう。

「健康長寿」についても、まったく同様のことが言えます。

実際、百寿者に対して、「健康で100歳以上長生きした人は、何をしていたのか」をダイレクトに探ったほうが、はるかに現実的で有効な答えが見つかるはずです。それが柴田先生の研究なのです。

柴田先生の研究をひと言に要約すれば、次のようになります。

「長生きする人は肉を食べてきた」――。

意外に思う人もいるかもしれませんが、柴田先生の「百寿者」のデータが、それを実証しているのです。

百寿者・日野原重明先生の「長生き上手」のコツ

百寿者ほど、肉を食べている――。

実際、少しぐらいコレステロール値が高くても、あるいは小太りであっても、**「肉を食べてきた人がいちばん長生きする」**。『長寿の嘘』で、柴田先生は、そういうデータをいくつも挙げています。

プロローグでも指摘したように、人間はもともと「肉食動物」です。

肉に含まれる成分が、「肉食動物」である人間の「健康長寿」に有効というのは、ある意味、うなずけます。実際、いくつになっても元気な人ほど肉が好きだし、ふだんの食生活にも肉料理を取り入れていることが多いものです。

たとえば、100歳を超えるまで、現役の医師として活躍し続けた日野原重明

百寿者は「何」をよく食べている？

「百寿者＝100歳以上生きる人」の食事で、
「**1日2回**」以上摂る頻度が、
全国平均の「**2倍以上**」の食品、食材

百寿者の食事

（出典：柴田博『長寿の嘘』ブックマン社／健康体力づくり事業団）

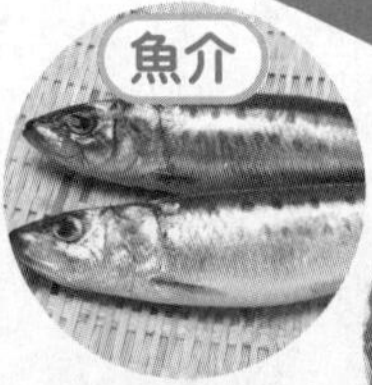

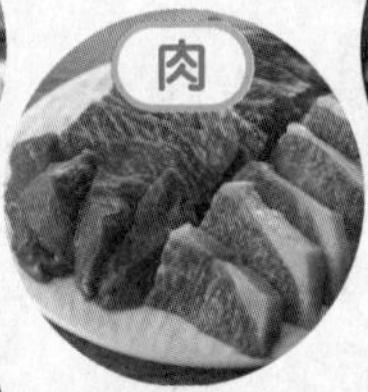

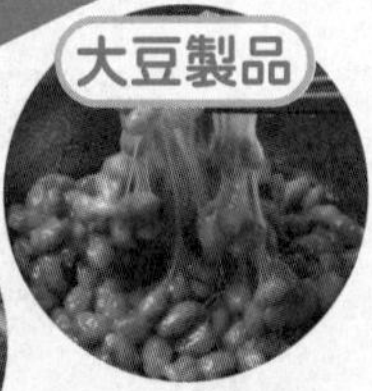

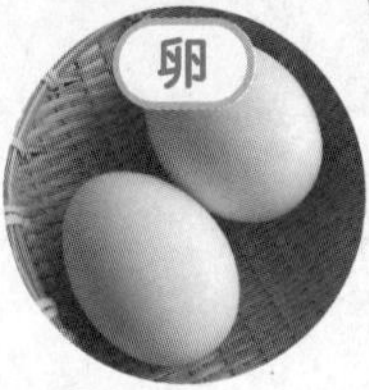

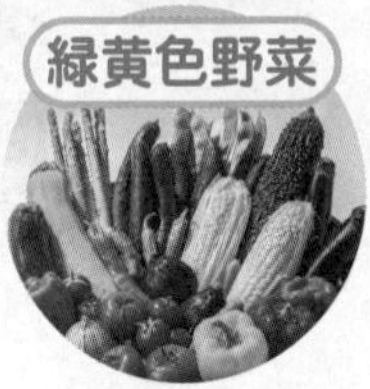

しかし！

「体にいい食べ物」も、それだけを食べるのは逆効果になります。

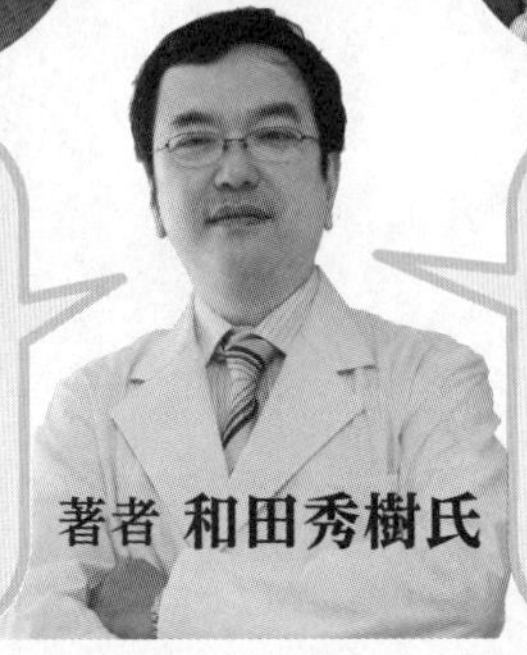

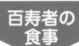

著者 **和田秀樹氏**

70代から元気が出る食事は「偏らない。何でも食べる」が基本です！

先生（享年105歳）。『生きかた上手』（ハルメク）などの著作でも知られる日野原先生ですが、週2回の肉料理を楽しんでいたことは有名な話です。

そもそも、わたしたち日本人も「肉食」の恩恵を受けているのです。

戦後数年までは世界でもトップレベルの短命国だったのに、現在では、世界一の長命国になっています。これは、戦後、**「日本人の食生活が、肉を食べる食生活に変わった」**ということと大いに関係があるのです。

3章でも触れますが、「肉食」が日本人の免疫力、抵抗力を高めてくれたのです。

「健康数値が悪い人」のほうが、じつは長生き？

いくつになっても、心も体も元気な人には、意外な共通点があります。

中高年の頃から肉をよく食べていて、太り気味の人が多いのです。

私は、長い間、高齢者の患者さんと向き合ってきた中で、前々から、この事実に気がついていました。肉をよく食べて、太り気味の人は、血圧や血糖値が高めでも、**エネルギッシュで若々しい人が多い**のです。

この観察結果は、現在のいわゆる予防医学の見解とは、まったく異なります。

ただ、日本という国は、世界でも例を見ないくらい、健康診断の数値にこだわる国です。

中高年になって、健康診断の数値に「異常」が出ると、すぐ「要再検査」「要精密検査」の通知が来ます。その大半が、コレステロール値、血圧、そして血糖値、あるいはメタボ健診の数値です。ただ「異常」とは言っても、私に言わせれば、医学界が決めた「正常値の枠内に収まらない数値」ということに過ぎません。

「要再検査」「要精密検査」の通知が来ると、その反応は二つのタイプに別れるようです。

一つは「まずいな。まずは食生活を変えて脂っこい食事は控えよう。場合によっては薬を飲んで数値を改善する必要もある」と深刻に受け止めるタイプ。もう一つは、それとは逆に、「そうは言っても、こんなに調子いいし元気なんだから、気にしなくていいや」とのんびり構えるタイプです。

私は医者ですが、明らかに後者のタイプです。

健康数値が悪いのに、医者がなぜ、のんびりと構えていられるのでしょうか。本章で紹介するように、60代、70代の人生には、**健康数値より大事なものがたくさんあることを知っているから**です。

これまでは、どちらのタイプの人が、結果として健康で長生きできるかというデータはありませんでした。そこにデータを提供してくれたのが、前項で紹介した柴田先生だったのです。

柴田先生の研究結果は、まさに青天の霹靂でした。

どの健康数値でも、基準値より高い人たちのほうが、健康で長生きしていることがわかったのです。

これは少なくとも、肉を食べることが、健康長寿の妨げになるどころか、むしろ、心と体の健康を支えてくれるということを証明したわけです。この事実は、先ほどの私自身の実感とも一致するので、大いに共感したことを覚えています。

「若く見られたい」と思える？——老化の分かれ道

70代の男女を比較すると、男性は女性以上に保守的になるように思います。ちょっと意外に思う人もいるかもしれません。と言うのも、70代の男性と言えば、団塊の世代だからです。

団塊の世代と言えば、学生運動あり、ヒッピー文化ありと、まさに日本人の価値観が激動する中で青春時代を過ごしてきた世代です。考えようによっては、70代の男性は、いま生きている**日本人男性の中では、もっとも革新的な世代**であったはずです。

そのもっとも革新的だった世代の男性が、70代になると保守的になる。

実際、70代になって、「70歳を過ぎて、ギラギラしているのはみっともない」といった「歳相応の考え方」をするのは、**女性よりむしろ男性のほうが多い**ように思います。女性はどうかといえば、80歳だろうが、90歳だろうが、若く見られることを素直に喜ぶものです。

逆に、男性はあまり見た目を気にしなくなります。

それが老化につながっていくのです。

実際、70代の夫婦は、ほとんどの場合、女性のほうが活動的で元気です。男性は定年を迎えてしまうと人づき合いも減るし、外出の機会も減ってきます。

もちろん、最近は、元気な70代がどんどん増えています。男性でも地域やボランティアの活動に積極的に参加したり、会社勤めの頃には遠ざかっていた趣味や遊びに夢中になったりする人もいます。

ただ、全体としては、そういう男性はまだ少数派のように思います。

高齢者医療の現場にいると、実際、元気のない70代男性をよく目にするのです。

「男性ホルモンの減少」という大問題の解決法

70代の男性は、同世代の女性より、枯れてくる人が多い――。

70代のこの男女差は、プロローグでも触れましたが、**性ホルモンの量で説明できます**。年齢とともに、男性は男性ホルモンが、女性は女性ホルモンが減ってきます。

性ホルモンとは、簡単に言えば、男女それぞれの「らしさ」を作るホルモン。

ですから、年齢とともに、男性は「たくましさ」が、女性は「ふくよかさ」が、明らかに外見から失われていくことになります。

ただ、これは「見た目の問題」だけではありません。

「心の問題」でもあるのです。

男性ホルモンが減ってくると、男性はどうしても**「意欲」や「バイタリティ」が衰えてくる**のです。これが枯れてくる70代男性が多い理由です。

それに対し、70代の女性がなぜ活発で行動的になるのかと言えば、女性ホルモンが減る代わりに、男性ホルモンが増えてくるからです。それまでは押さえ込まれていた「意欲」や「バイタリティ」が勢いづいてきます。

実際には、もっと複雑な生理的メカニズムが働いているのですが、わかりやすく説明すればそういうことになります。

ただ、70代の男性は、この現状のままで満足なのでしょうか。

人生100年時代、寿命が延びて、仕事をリタイアしても長い人生が残っています。それなのに、自分からわざわざ「枯れてくる70代人生」を目指す必要はないでしょう。

その解決策の一つが、ズバリ**「肉を食べること」**なのです。

「たくましさ」や「意欲」「バイタリティ」をよみがえらせるだけでなく、70代にもなれば、誰もが穏やかで心の広い男性になりたいと思うはず。

そのためにはまず、幸福感に満たされていなければいけません。

そして、その幸福感をもたらしてくれるのも、肉なのです。

「血圧を下げる」より「血管を強く太くする」のがいい

中高年になると、気になる数値の一つが血圧です。

健康診断で「高血圧」という結果が出れば、「食事は塩分を控えめにして薄味にしよう」などと考える人が多いと思います。実際、医者の指導のもと、食生活を変えている人も少なくないはずです。

ところで、**血圧が高いと、なぜダメなのでしょうか？**

血圧——血管を流れる血液の圧力——が高くなると、血管や心臓に負担がかかります。高血圧が常態化すると、血管が傷みやすくなり、破れたり、詰まったりすることで、脳卒中や心筋梗塞を起こす危険性が高まるのです。

しかも、歳をとればとるほど血管は細く、脆くなるので、高齢者の高血圧は危険性が高いと考えられてきたのです。

戦後の一時期、１９６０年代までは、食生活が貧しかったうえに、労働環境が悪かったこともあって、高血圧になりやすく、脳卒中で倒れる人がたくさんいました。また、当時の食生活は、いま以上に塩分の多い食事でした。みそ汁に漬物、塩引きの魚といった、薄味とはほど遠い料理が中心ですから、血圧はどうしても高くなります。

それに血圧は、寒くなると高くなります。

当時の日本の居住環境が悪かったことも、日本人の血圧を高める一つの原因だったのです。暖冬などという言葉のなかった時代、冬はいま以上に寒かったうえ、風呂場やトイレはいまでは考えられないくらい冷えたものです。

その後、日本人の生活環境が、大きく改善された結果、脳卒中や心筋梗塞はずいぶんと減りました。いまでは高血圧でも、塩分を控えたり、薬を飲んだりして、最高血圧を基準値の130以下にコントロールしていれば脳卒中は予防できると考えられています。

ただ、これまで日本人は「血圧を下げる」ことばかりに気を取られてきたようにも思います。それが高血圧の60代以上の人の寂しい食生活、さらには元気のない日々につながってきたのではないでしょうか。

高血圧には、「血管を強く太くする」という対処法もあるのです。

私個人から言わせれば、この対処法のほうが「多幸感」があります。

と言うのも、60代からは「血圧を下げる」より「血管を強く太くする」ほうが、エネルギッシュかつ若々しい毎日を可能にしてくれるからです。

60代から「血管を強く太くする」法

日本人の血管は、実際、昔と比べて、確実に「強く太く」なっています。

脳卒中や心筋梗塞が減ったのも、生活環境が改善されただけでなく、日本人の血管が「強く太く」なったからです。

1960年代日本人の血管はいま以上に細く、脆かったようです。

と言うのも、当時は、最高血圧160くらいで、脳卒中で倒れる人が珍しくなかったのです。いまでは考えられない話です。

いまの時代でしたら、最高血圧が200でも、血管が破れるようなことはまずありません。

ただ、最高血圧が200もあれば、不養生な私でもちょっとは気になる数値です。最高血圧200はオーバーにしても、高血圧の人は、70代からの幸せのために、何らかの予防はしておいたほうがいいでしょう。

「血圧を下げる」だけでなく、血管を「強く太く」しておくのです。

血管を「強く太く」しておけば、血圧が高くても破れることはないという考え方です。私のこういった考え方には反論も出てくるでしょうが、血管を「強く太く」することで、疾病の予防になるということは言えるはずです。

血管を自転車のタイヤにたとえれば、話はわかりやすくなります。

古くてゴムが劣化して弱まっているタイヤは、当然のことですが、パンクしやすくなります。新品のタイヤで、ゴムが強く弾力に富んでいて丈夫なら、多少、空気圧が高くてもパンクしにくいものです。

血管もそれと同じです。

歳をとって血管が細く、脆くなっただろうからといって、血圧を下げるばかりが能ではありません。それだけでなく「血管を強く太くすればいい」という考え方も成り立つのです。

そのためにも、70代からは肉を食べたほうがいいのです。

血管の材料はタンパク質です。

肉に含まれるタンパク質や脂肪、そしてコレステロールだって、脳細胞や血管を「強く太く」してくれます。さらには、それだけでなく筋肉を作るという大事な役割もあるのです。

そして何より、肉がもたらしてくれるエネルギーが生み出す高揚感こそ、70代の生活をエネルギッシュにしてくれるはずです。

70代の脳細胞は「若さ＝肉」を求めています

神経伝達物質のセロトニンは、人生の幸福感と密接に結びついています。

「幸福物質」セロトニンの材料となるのは、トリプトファンと呼ばれる「必須アミノ酸」の一種。「必須」というのは、人間の体では作り出せないので、食べ物から補給するしかないという意味です。

つまり、それくらい大切な成分なのです。

トリプトファンは、タンパク質から作られます。ですから、肉を食べてタンパク質を摂取することが、セロトニンを増やすことになります。

セロトニンは、もともと脳内に微小な量が存在していますが、加齢とともに減少してきます。したがって、齢を重ねるほどに、意識して肉を食べるなどして、不足するセロトニンを補う必要があるのです。

肉のコレステロールは、しばしば悪者扱いされますが、これは誤解です。

脳の細胞膜の材料となっているのは、コレステロールなのです。つまり、**肉のコレステロールには、脳細胞を強化する働きがある**のです。

コレステロールには、ほかにも大切な働きがあります。

私たちの体に必要なさまざまなホルモンの材料になっているのです。たとえば、免疫の働きを持つステロイド系のホルモンや、男性ホルモンも、コレステロールが材料になっています。

ホルモンは種類も多いうえに、その働きも非常に複雑です。本書のような入門書で中途半端に説明すると、誤解を招くかもしれませんので、ここでは基本的な説明に留めますが、肉のコレステロールが、体と心の元気を作ってくれることは事実なのです。

さらに、コレステロールには、プロローグで触れたように、**「幸福物質」セロトニンを脳に運ぶ役割を果たしている**と言われています。私たちの幸福感をも作ってくれるわけです。

ところが、現実の「70代の食生活」は、どうなっているでしょうか。

「幸福物質」のセロトニンが不足する世代なのに、肉を避けるようになります。

「活力の素」の男性ホルモンが不足する世代なのに、肉を食べなくなります。

70代の脳神経細胞には、これはかなり不満な食生活のはずです。

つまり、現実の「70代の食生活」は、いくつになっても若々しくありたいという願望とは真逆の食生活なのです。これでは、心と体が元気でいられるはずもありません。

最近、どこか元気になれない、しょぼくれてきた、意欲も好奇心も薄れてきた……と実感しているのであれば、そんなときこそ**肉のタンパク質とコレステロールを頼りにしてみる**のもいいでしょう。

食生活を若くして「多幸感」を手に入れるわけです。

会社員の「食のバランス」が意外にいいワケ――外食の効能

男性は60代半ばを過ぎると、「肉を食べる機会」が一気に減ります。

日本がもともと肉食文化の国ではないのが、その原因です。

つまり、意識して「肉を食べよう」と思っていないと、この国では、いつの間にか、まったく「肉を食べない」食生活になってしまうのです。

ただ、ほとんどの男性は、若い頃、現役時代は肉が好きだったはずです。それがなぜ、60代半ばになると変わるのか、簡単に説明しましょう。

70代になっても、男性は基本的に肉が好きなことに変わりはありません。ただ、60代半ば以降、「肉を食べない」食生活に慣れてしまっているので、本人がそれと気づいていないだけなのです。

会社員だった頃は、それこそ毎日のように肉を食べていた人もいたはずです。

と言うのも、**会社員の男性は、外食する機会が非常に多いから**です。

家では肉を食べなくても、「肉が食べたいな」と思えば、外食でいくらでも食べることができます。

ランチでは、当たり前のように、カツ丼やカツカレーを同僚と食べていた人もいたでしょう。コンビニ弁当を買ってくるにしても、から揚げ定食やしょうが焼き定食など、肉料理を選ぶ人は多かったのではないでしょうか。

夜になれば、仕事相手と焼肉屋でビールで乾杯、という人も多かったはず。カルビやロースを堪能し、たらふく食べた後は、若い頃であれば、締めには豚骨ラーメンということもあったでしょう。

もちろん、これはこれで不健康な食生活ですから、歳とともに「健康意識」が高まるにつれ、だんだんとブレーキがかかるようになります。

40代、50代ともなればさらに自制心が強くなり、カロリー制限をして、「肉を食べない」食生活に変える人もいるでしょう。それでもまだバリバリの現役ですから、退社後のつき合いもあるし、ランチで何を食べるのも自由です。

ある意味、**会社員はバランスの取れた食生活をしている**のです。

それこそがまさに、**「外食の効能」**と言えるでしょう。

「外食」のおかげで、肉を食べることができているからです。

肉を食べないから、体が動かなくなるのです

60代以降、仕事を退くと、男性は「外食」する機会がガクンと減ります。これが結果的に、「肉を食べない」食生活につながり、60代半ば以降の男性の食生活バランスを崩している一因でもあるのです。

年齢的に、脂っこい料理や、味付けの濃い料理を食卓から遠ざけるのは理解できます。ただ、野菜や魚が中心の食生活こそ「60代以上の年齢に相応な食生活」と勘違いをして、肉食を避けるのは問題です。

それでは**「幸福物質」セロトニンが、ますます減ってくるから**です。

60代になると、セロトニンは、ただでさえ少なくなっているので、補充しなければ、元気もなくなりますし、幸福感も薄れてきます。「とくに体を動かしてい

るわけでもないから、肉なんて食べなくてもいいだろう」という淡白な考え方はよくありません。

むしろ、肉を食べないから、体を動かさなくなったとも言えるのです。

さらに、外食もせずに、家に閉じこもるようになると、気分も沈んできます。昼もぼんやりとしている時間が多くなれば、当然、熟睡できなかったり、目覚めがスッキリしなかったりするようになります。そうなってくると、**いちばん怖いのはうつ状態**です。

意欲や好奇心がなくなり、日常生活にメリハリがなくなってくるのですから、認知症に似た状態になってきます。気分が高揚することはめったにありません。

そういう気分を吹き飛ばすのが、70代からの「元気の素＝肉」なのです。肉に含まれるタンパク質などの栄養素は、私たちの体を元気にするという肉体的メリットだけではありません。

私たちの心を高揚させる、精神的なメリットもあるのです。

「70代の心」を高揚させる食事

肉を食べると、快活になる、元気になる、楽しくなる――。

この心の変化は、誰もが経験したことがあるのではないでしょうか。

ほとんどの人が実感としてうなずけると思いますが、たとえ気分的なものだとしても、**肉を食べるとエネルギッシュになるように感じる**のです。

もちろん肉は高カロリーです。

タンパク質や脂肪といった、人間のエネルギーの素となる成分がたっぷりと含まれています。食べればやがて元気になるというのは、生理学的に説明できます。

ただ、肉を食べているときも元気になるというのは、完全に気分の問題です。

いったい、あの気分、あの高揚感はどこから生まれてくるのでしょうか。

子どもは肉料理が大好きです。
育ち盛りの子どもは、とくにそうです。母親がカレーやシチューを作ると真っ先に肉を食べます。晩ご飯に焼肉やトンカツが並んだだけで、歓声を上げる子どもも珍しくありません。

大人だって同じでしょう。

父親であれば歓声こそ上げませんが、仕事が終わって家に帰って、テーブルに肉料理が並んでいれば「おっ！」と気分が高揚するものです。**「これを食べて疲れを吹き飛ばそう」と考えるだけで、元気が出てくる**ものです。

休日に家族揃って晩ご飯を食べるときでも、ホットプレートで肉を焼いて食べるような食事なら会話も弾みますし、雰囲気も明るくなります。母親もそういうときは赤ワインを楽しみたくなります。

みんな上機嫌で食事ができるのです。

私は、**肉には、人間の気分を高揚させる効果がある**と思っています。

それがどこから来るのか、一つの答えを出せるような気がします。

たぶん、肉には、かつては「肉食動物」だった私たちの体の奥から、目覚めさせるものがあるのでしょう。

肉は動物としての人間には欠かせないものであり、たとえ高齢になっても、それを求める本能までは失われていないのではないでしょうか。だからこそ、**肉を食べるときに、独特の高揚感が湧き起こる**のかもしれません。

つまり、肉を食べることで、人間本来の本能がよみがえるとも言えるのです。

「元気ある人」は当然、「元気ある食材」を食べています

私たちの体は、私たちが食べた物からできています。

骨も筋肉も血管も内臓も、そしてもちろん脳も、その成分となるものはすべて、

基本的には食べ物から摂取します。

つまり、人間の体はもともと、自然の中に存在している食べ物で作られているわけです。人間の歴史をさかのぼれば、私たちはおもに、草の葉や木の実、動物や魚の肉で、自分たちの体を作ってきたのです。

この中で、いちばん栄養があって、満腹感をもたらすものは、言うまでもなく動物の肉。たとえ「原始的」と言われても、肉を食べることは、人間にとって極めて「自然な食生活」と言えます。

「元気のある食材＝肉」が、**「元気のある人」**を作るのです。

ところが、いつの頃からか、「自然な食生活」といえば、野菜や穀類中心の食生活ということになってしまいました。肉は控えめにして、タンパク質は大豆のような植物性の食品で補う食生活が推奨されるようになってきました。

とくに、健康志向の高い人ほど、その傾向に慣らされているように思います。

たまに「肉料理を食べたいな」と思うことがあっても、「もう歳なんだから」

とか「ちょっとコレステロール値が高いから」と自分でセーブしてしまいます。夫婦であれば、どちらかが「しつこい肉料理より、あっさりした料理のほうが体にいいよ」とついつい気遣ったりもします。

もちろん、野菜や穀類は、人間にとって、とても大事な食材です。

私たちは、年齢に関係なく、食生活では、**さまざまな食材をバランスよく摂取することがいちばん健康的である**ことは言うまでもありません。

そうであれば、肉だけを必要以上に「悪者扱い」することもないわけです。

むしろ、いつまでも「元気な体と脳」を保つためにも、人間はいくつになっても肉を食べたほうがいいのです。

これは、私の偏見であるわけでもなく、長い間、高齢者医療に従事してきた中で、学んできたことです。実際、厚生労働省も、最近では、そのような食生活を推進しています。

70代の体も、いま食べている物からできているのです。

70代男子が作る「肉料理」こそ、夫婦円満の秘訣

70代前半の男性の患者さんから、最近、こんな話を聞きました。

この男性は定年退職した後、毎日のご飯は、ほとんどが奥さんの手料理だったそうです。

そこでつい愚痴めいた、こんな言葉が飛び出してきたのです。

「肉を食べたいと思っても、肉料理はめったに出ませんでしたね。私は血圧も血糖値もコレステロール値も数値が高めだから、肉は体に悪いと言って、野菜と魚中心の料理しか作ってくれない。しかも、脂っこい肉料理は台所が汚れるらしいから、こちらも頼みにくいんです」

自分の体のためを思って献立を考えてくれると思えば、奥さんに注文をつけづ

らいのもわかります。「最近、肉を食べてないなあ」と遠回しに催促しても、「でも体は草食生活に慣れてきたみたいね」と取り合ってくれません。

ある日、外出先の奥さんから「帰りが少し遅くなるので、晩ご飯はお惣菜でも買って先に食べてください」と電話があったそうです。**「たまには肉でも食べるか」**と喜び勇んで近所のスーパーに出かけ、鶏のもも肉の照り焼きと豚の角煮を買い込んでテーブルに並べました。

どちらも一人前の分量ですから、「これくらいならペロリといけるな」と思ったそうです。久しぶりの肉料理に心はときめき、胸躍ったと言います。

ところが、食べ始めると間もなく、外出先から奥さんが帰ってきました。

奥さんは、テーブルを見るなり、「あら、お肉なんか食べて大丈夫？　でも、お肉って、やっぱり美味しそうね」といって早速、豚の角煮をパクリ。男性が独り占めするつもりだった鶏のもも肉も、ナイフで切り分けて自分の皿に移してこれもパクリ。

「おいおい。肉は嫌いじゃなかったのか?」

思わずこの男性は声が出たそうです。

「私は好きですよ。嫌いなんて一度も言ってませんよ。あなたの健康を考えて、肉料理を出さなかっただけですよ」

そう言われてみれば、たしかにそうでした。

でも、この男性は、その日の夕食は奥さんが食べないと思って、自分一人が食べるのにちょうどいい量を買ったのです。それが結局、半分に減ってしまったので、大いにガックリし、一つの結論を出したそうです。

その結論とは、次のようなものです。

「これからは肉を食べたくなったら、自分で肉を焼こう。妻にしても料理の手間が省けるし、肉が好きなんだから喜ぶだろう。台所が汚れれば、食後、自分が掃除をすればいい」

これは**非常にいい結論**だったようです。

週に一度は肉料理が食べられるようになっただけでなく、これまで以上に夫婦の仲がよくなったと聞きます。しかも、料理だけでなく、台所の掃除までするわけですから、ボケ防止にもつながるかもしれません。

一石二鳥ならぬ、**一石三鳥の効能**とも言えるでしょう。

70代になっても、無性に肉が食べたくなるときはあります。そういうときは、**年齢など気にしないで思う存分、食べていいのです。**

理屈で本能を封じ込めるのは、不自然だけでなく、不健康だからです。

瀬戸内寂聴さんの「90代でも元気」の原動力

「お肉が好き」という女性は、意外に多いものです。

前項でご紹介した、私の男性患者さんの奥さんも、じつはお肉が好きだったことがわかりました。ご主人が勝手に「妻は肉が嫌いだろう」と勘違いをしていただけです。

その奥さんもご主人と同様に、70代前半です。

そのご夫婦の食卓に、肉料理が出なかったのは、奥さんが、ご主人の健康数値があまりよくない体を思いやってのことでした。それをご主人が、肉料理を出さないのだから、奥さんは「肉は嫌いだろう」と短絡的に判断していたのです。

このように、女性に対する男性の一方的な思い込みは、意外に多いようです。

とくに、日本は肉食文化の国ではなかっただけに、**「肉料理は女性に敬遠されるだろう」**というイメージが一人歩きしているように感じられます。

さらに、肉料理は、野菜料理に比べてヘルシーではないとか、美容やダイエットの妨げになるというイメージが、そのような思い込みに拍車をかけている面もあるでしょう。

実際、女性は肉が嫌いなのでしょうか？

そんなことはないはずです。私の周りを見ても、いくつになっても若々しくてエネルギッシュに活動している女性は、肉料理が好きなものです。

実際、**作家の瀬戸内寂聴さんは、「大の肉好き」として知られていました。**

瀬戸内さんは、大正、昭和、平成、令和といった、それぞれ個性の違う四つの時代を力強く生き抜いてこられた方です。99歳で亡くなるまで、さまざまな活動を続けてこられたことでも知られています。

90歳を過ぎてもなお、旺盛な執筆活動を続けた瀬戸内さんは、「肉を食べること」で、「たくましさ」や「意欲」「バイタリティ」をよみがえらせていたのかもしれません。

女性も男性と同様、肉が好きだというのは、考えてみれば当たり前の話です。人間はそもそも「肉食動物」だったのですから。太古の昔、狩りをしたのは男性であっても、獲物の肉は女性も子どもも老人も大喜びで食べてきたのです。

ましていまの時代、ビジネスの世界でも、プライベートの世界でも、女性は男性と同様にパワフルに活動をしています。

大昔で言うなら、男性と並んで狩りをしているのと同じです。

女性にも、男性にも、肉がいちばんのご馳走なのは、当然のことなのです。

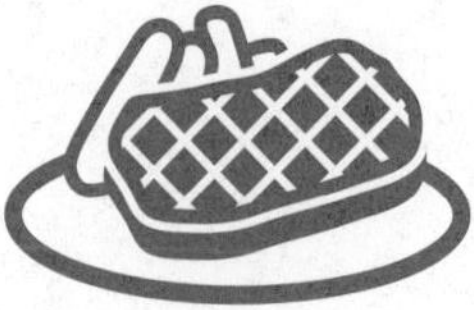

3章

70代から「脳の老化を防ぐ+遅らせる」食生活

短命だった日本人がなぜ、「世界一の長寿」になった？

日本はいまや、世界一の長寿国です。

とは言っても、日本が昔から長寿国だったわけではありません。

むしろ、かつては、日本人は世界の中でも、短命な国民だったのです。

ちなみに、昔の日本人の平均寿命をご存じでしょうか？

100年ほど前、1920年頃は、男性も女性もわずか42～43歳で寿命を迎えていたのです。いまの日本人の平均寿命は、男性が81・64歳、女性が87・74歳（男女とも2020年）ですから、隔世の感があります。

男女ともに、平均寿命が50歳を超えるようになったのは、**ようやく戦後になってから**です。

1960年の平均寿命は、それでもまだ男性が65歳、女性が70歳。

この本の読者層で言えば、ちょうど下の世代の年齢層と言えるかもしれません。

つまり、1960年であれば、本書のような本は、読者層がほとんど生存していないわけですから、存在し得なかったわけです。

70代、80代を読者対象にした本がよく売れている日本の現状を考えると、とても信じられない気持ちになります。

ところで、かつての日本人は、なぜ寿命が短かったのでしょうか？

そして、**日本はいつの間にか、なぜ長寿国になったのでしょうか？**

また、平均寿命というものは、いろいろな要因に左右されます。「医療」や「衛生」といった要因は、もちろん無視できませんし、「戦争」や「大災害」といった要因にも平均寿命は大きく影響されます。

ちなみに、ずっと右肩上がりに伸び続けてきた日本人の平均寿命が、2011年頃には小さな下降に転じています。

もちろん、東日本大震災の影響です。

日本人の平均寿命がなぜ伸びたのか——この理由をひと言で説明するのは簡単なことではありません。ただ、日本人の栄養状態がよくなったからこそ、長生きできるようになったということは、事実として言えるはずです。

実際、栄養が不足している状態では、幼児や子どもの命を守れませんから、どうしても平均寿命は短くなります。つまり、この100年足らずの間に、日本人の栄養状態がよくなったために、若くして亡くなる人が減るなど、平均寿命を縮める要因が取り除かれたということです。

戦後、日本人の平均寿命の伸びが著しいのは、**アメリカの影響によって、食生活が大きく変化したから**だと考えられます。とくに、肉や牛乳といった、戦前にはあまり消費されなかった食品を、ふだんの食生活に取り入れるようになったからでしょう。

次項で説明するように、それが「日本人の運命」を大きく変えたのです。

「日本人の最大の敵＝結核」を激減させた食生活

栄養状態がよくなれば、それだけ体力がつきます。

体力がつけば、病気に対する抵抗力、免疫力も増してきます。

つまり、**食生活が大きく変化したことで、日本人の抵抗力、免疫力も大きく強化された**のです。

戦後の一時期まで、日本人の「国民病」と言われていた病気があります。結核です。

日本人の疾病による死亡率は、明治期以降、つねに結核が1位だったのです。しかも、ほかの病気に比べて圧倒的に高い死亡率でしたから、「国民病」とさえ呼ばれて大変恐れられていました。

ただ、戦後、1946年頃から、結核の罹患率は急激に減少し始めてきました。それに伴って1950年頃には、死亡率も急降下しています。

その理由については、予防接種のBCGと治療薬のストレプトマイシンが普及したためと考えるのが一般的なようです。ただ、私は別の考え方も可能ではないかと考えています。

と言うのも、BCGは、1950年代に入ってから広く使用されるようになった予防接種だからです。結核の罹患率は、それ以前から減少し始めているので、BCGを罹患率低下の理由とすると、筋が通らないのです。

また、ストレプトマイシンは、結核に罹患してから使用する治療薬なので、これも結核の罹患率が減少した理由にはなりません。

昔から「結核になったら卵を食べさせるのがいい」と言われてきました。つまり、**栄養をつけるのが何よりの治療**だと信じられていたからです。これはおそらく、日本人の経験則から生まれた知恵だったと思います。

戦後、アメリカ軍は、日本人の劣悪な栄養状態を改善するために、脱脂粉乳を大量に配りました。とくに子どもの成長にタンパク質は欠かせませんから、学校給食では盛んに利用されました。70代以降の人でしたら、昔の脱脂粉乳特有の味を覚えている人も多いのではないでしょうか。

それと同時に、日本人の食生活もどんどん変化、向上してきました。

戦前に比べてとくに違う点は、肉の消費量が増えたことです。

これによってタンパク質の摂取が増え、日本人の病気に対する抵抗力、免疫力が強化したのは間違いありません。

それが結果として、結核の罹患率の急激な減少につながったのではないか――日本人の「国民病」が激減した理由について、私はそう考えています。「国民病」という言葉には、何か日本の風土や日本人の遺伝子に原因があるような避けがたい、おどろおどろしいイメージがあります。

じつは、肉を食べない食生活が原因だった――それだけの話なのです。

長寿の人の食生活には「二つの法則」があります

平均寿命は、肉や牛乳の消費量と大きく関係しています。

すでに説明したように、まず肉のタンパク質は免疫機能を高めます。肉のコレステロールは免疫細胞の材料になりますし、さまざまなホルモンの材料にもなります。しかも、免疫細胞のリンパ球は脂肪でできています。肉の脂肪を摂取することで、当然、免疫機能が高まることになるわけです。

つまり、肉や牛乳を消費すれば、それだけ抵抗力がつくので病気になりにくくなりますし、病気になっても高い免疫力があるので、自然治癒が可能になります。

肉や牛乳を消費すれば、平均寿命が延びていくのは、考えてみれば当然のことなのです。

実際、世界の国の中で、最初に平均寿命が50歳を超えたのは、オーストラリアとニュージーランドだと言われています。オーストラリア、ニュージーランドと言えば、肉食と乳製品の摂取が盛んな国として知られています。

二〇世紀初頭、この二つの国に続いて、アメリカ、ヨーロッパの国々の平均寿命が50歳を超えました。日本より50年も早い時期に、平均寿命が50歳を超えているのですから、肉食のパワーにいまさらながらに驚かされます。日本人の平均寿命が戦後になってやっと50歳を超えたのも、肉の消費量が増えたことが大きく影響しています。

ただ、**ここで一つ、疑問が出てくるはず**です。

たしかに、肉を食べるようになって、日本人の平均寿命が延びたのはわかっていただけたと思います。ただ、それだけでは、現在、日本人の平均寿命が世界一になった理由については説明できないのです。

日本の平均寿命はなぜ、アメリカやヨーロッパを追い抜いたのでしょうか？

肉を消費することで寿命が延びるなら、いまでも日本人より肉を大量に食べているアメリカやヨーロッパの国々のほうが、平均寿命が高いはずです。それにもかかわらず、日本人の平均寿命はずっと世界一位のレベルなのです。

ここにこそ、長寿の人の食生活の「一つの法則」が隠されているのです。

「フランス人だけが、なぜ心臓病が少ない？」という謎

「フレンチ・パラドックス」という言葉を、ご存じの方も多いと思います。

いまから30年ほど前、1990年代前半に流行った言葉です。

「フレンチ・パラドックス」は、そのまま訳せば**「フランス人の逆説・背理・謎」**といったような意味になります。

では、「フレンチ・パラドックス」とは、どういう逆説なのでしょうか？

フランス人は、肉やバターの消費量が、世界でもトップレベルで多い国民です。それだけ、アメリカ人、ドイツ人、イギリス人に比べて、カロリーが高い食生活をしていることになります。

カロリーが高い食生活を続けていると、心筋梗塞のような心臓病のリスクも、それだけ高くなります。

ただ、ここに「パラドックス＝逆説」が生じたのです。**フランス人の心臓病の死亡率は、アメリカ人、ドイツ人、イギリス人に比べて、はるかに低い**というデータがあるのです。心臓病のリスクが高い食事をしているのに、実際のリスクは減っている。

この逆説が「フレンチ・パラドックス」です。

ただ、その後、フランスだけでなく、フランスの近隣諸国であるイタリア、スペイン、ポルトガルといった国でも、心筋梗塞の死亡率がほかのヨーロッパ諸国に比べてはるかに低く、半分以下であることがわかってきました。

では、これらの国は、ほかのヨーロッパ諸国とでは「何」が違うのか？

そこで仮説として出されたのが、「赤ワインの消費量」だったのです。

たしかに、ここで挙げた国々の人々は、よく赤ワインを飲みます。ドイツ人は、赤ワインより、ビールや白ワインをよく飲むイメージがあります。アメリカ人やイギリス人も、当時はビールやウィスキーのほうを好んでいたはずです。

そして、この「フレンチ・パラドックス」が、アメリカのメディアで取り上げられて話題となり、アメリカだけでなく、日本を含めて世界中で赤ワインの人気が高まることになったのです。赤ワインに含まれる「ポリフェノール」が健康にいいと言われ出したのも、この頃のことです。

ただ、その後、さらに意外な事実が判明しました。

OECD（経済協力開発機構）に加盟する国を調べてみると、フランス、イタリア、スペイン、ポルトガルよりも、もっと心筋梗塞の少ない国があったのです。

それが**日本と韓国**なのです。

長寿食の法則「偏らない。何でも食べる」

日本人と韓国人は、国際的に見て、なぜ心筋梗塞が少ないのか——。

これは「フレンチ・パラドックス」の理屈では説明できません。日本にしても、韓国にしても、最近では、赤ワインを飲むこともかなり多くはなっていますが、その消費量はフランスやイタリアといったラテン諸国には及びもつかないからです。

つまり、日本と韓国の心筋梗塞について言えば、「赤ワインを飲む・飲まない」だけでは説明できないのです。

そこで注目されたのが、**食生活**でした。

と言うのも、日本や韓国、そしてフランスやイタリアといったラテン諸国の食生活には、意外にも共通項があったのです。

それは**肉だけでなく、魚をよく食べる食習慣**です。

アメリカ、ドイツ、イギリスの食生活では、肉はよく食べますが、魚はそれほど食べません。日本人は言うまでもなく、韓国人も魚はよく食べます。韓国人の食生活というと「焼肉」のイメージがありますが、あれはどちらかといえば北の北朝鮮の料理です。南の韓国では、プサンのように日常的に魚を食べる習慣があるところが少なくありません。

フランスやポルトガルでも、魚料理は広く食べられています。

それ以外のラテン諸国でも同様です。地中海料理と言えば、カルパッチョなどの魚料理を思い浮かべる人も多いのではないでしょうか。そもそもフレンチやイタリアンのコース料理は、メインディッシュが二種類あって、肉と魚の両方を食べるようになっています。

つまり、「フレンチ・パラドックス」に端を発した問題は、きわめて平凡な答えに辿りついたのです。

それは、健康を維持するための食生活の基本は、**何でも食べること**。

肉でも魚でも野菜でも、それだけに偏るのでなく、バランスよく食べること。

それこそが、長寿の人の食生活（長寿食）に共通する「一つの法則」なのです。

「フードファディズム」という病――意識高い70代が危ない

最近の日本人の食生活は、残念ながら、「長寿食」から離れつつあるようです。

と言うのも、いろいろな食材、食品をバランスよく食べるのではなく、特定の食材、食品を偏って食べる人が増えている傾向があるのです。

「フードファディズム」という言葉をご存じでしょうか？

いま、日本に限らず、先進国の食生活は、健康志向が高いあまり、この「フードファディズム」に陥りやすいのです。「フード」とはもちろん「食物・食品」の意味。「ファディズム」とは聞きなれない言葉ですが、「偏愛」とか「熱狂」といった意味で、「流行かぶれ」というニュアンスもあります。

つまり、「偏愛」「熱狂」「流行かぶれ」が、「食物・食品」に向けられたときに生まれるのが「フードファディズム」です。

たとえば、**「健康にいい」とか「血圧を下げる効果がある」と聞けば、その食品を重点的に食べ続けるようなこと**を言います。

あるいは、「納豆＝免疫力を高める」という情報にこだわりすぎて、「私は納豆さえ食べていれば調子がいい」と勝手に思い込んでいる人がいます。これも「フードファディズム」に陥っていると言えます。

もちろんその逆に、「この食べ物は体に悪い」「血圧が高くなる」と聞けば、その食品を一切口にしないというのも「フードファディズム」でしょう。

2章冒頭の「百寿者」の項目でご紹介した、医学博士の柴田博先生は長年、「長寿の人は何を食べてきたのか」というテーマを研究しつづけた方です。「百寿者」の権威とも言える方です。

その柴田先生が、「フードファディズム」に警鐘を鳴らしているのです。

「長い風雪に耐えた食品」に、有害なものは一つもない

食べ物にはそれぞれ、さまざまな機能があります。一つの食べ物が、すべての機能を発揮することはあり得ません。だからこそ**「偏らない。何でも食べる」**食生活が大事になってくるのです。

ですから、特定の食材、食品を偏愛、忌避することは、私たちの体にとって、何のプラスにもなりません。

実際、柴田先生も、「長い風雪に耐えて食べ続けられてきたものに、有害なも

のは一つもありません」とはっきり書いています。

「アミノ酸構成からみると、栄養学的には無用に見えるクラゲでさえ、ウニと和えることによって酒飲みにとっては極上のつまみになるのです」——柴田先生のこのような考え方に、私も共感します。

いくら体にいいとか、何かに効果があるといっても、同じものばかりを食べていればどうしても栄養が偏ります。また、栄養学的には無意味でも、あるいは害があると喧伝されていても、その食べ物にしか含まれていない微量物質もあります。偏食をすることで、貴重な微量物質を摂取する機会を減らすことになるのです。

しかも年齢を重ねるほどに、たとえばセレンとか亜鉛とか、さまざまな微量物質が不足してきます。それが結果として、70代以上の心と体に意外に大きなダメージを与えることがあるのです。

60代半ば以降は、とにかく偏らないで何でも食べること。

これが老化を防ぐための**「長寿食」につながる**のです。

「昼食にコンビニ弁当を食べる」目からウロコの効能

コンビニ弁当も、考えようによっては「長寿食」になることもあります。

こんなことを書くと、驚かれる人も多いでしょう。

コンビニエンスストアで売っているコンビニ弁当は、食品添加物を使っているイメージが強いためか、何かと批判されることが多いからです。また、コンビニ弁当が、手作り弁当のようにあっさりした味付けではなく、濃い味付けが多いのも気にする人は多いようです。

いずれにせよ、コンビニエンスストアの方には失礼な話かもしれませんが、ふだんコンビニ弁当を食べている人でも、**「体にいい」と考えて食べている人は少数派**なのではないでしょうか。

ただ、前項でご紹介した柴田先生は、コンビニ弁当について、独自の見解をお持ちです。実際、次のような面白いことを仰っています。

「家庭で作る弁当に、あれだけの材料を使えますか？」

たしかに、言われてみれば、そうです。

コンビニ弁当なら、どんな種類の弁当であれ、少しずつ、たくさんの種類の材料が使われています。たとえ、それぞれの量は少なくとも、いろいろなつけ合わせが弁当箱に収まっています。

幕の内弁当のように、おかずが多い弁当であれば、20～30種類くらいの材料は使っているのではないでしょうか。手作り弁当では、あそこまでたくさんの種類の材料を使うことなど、とてもできることではありません。

もちろん、手作り弁当には、コンビニ弁当にはない長所がたくさんあります。

家族の健康を考えて、調味料を工夫したり、量を加減したりするといった、神経の細やかさは、手作り弁当ならではのものです。また、手作り弁当特有の愛情・

70代からの「元気の素」を摂ろう

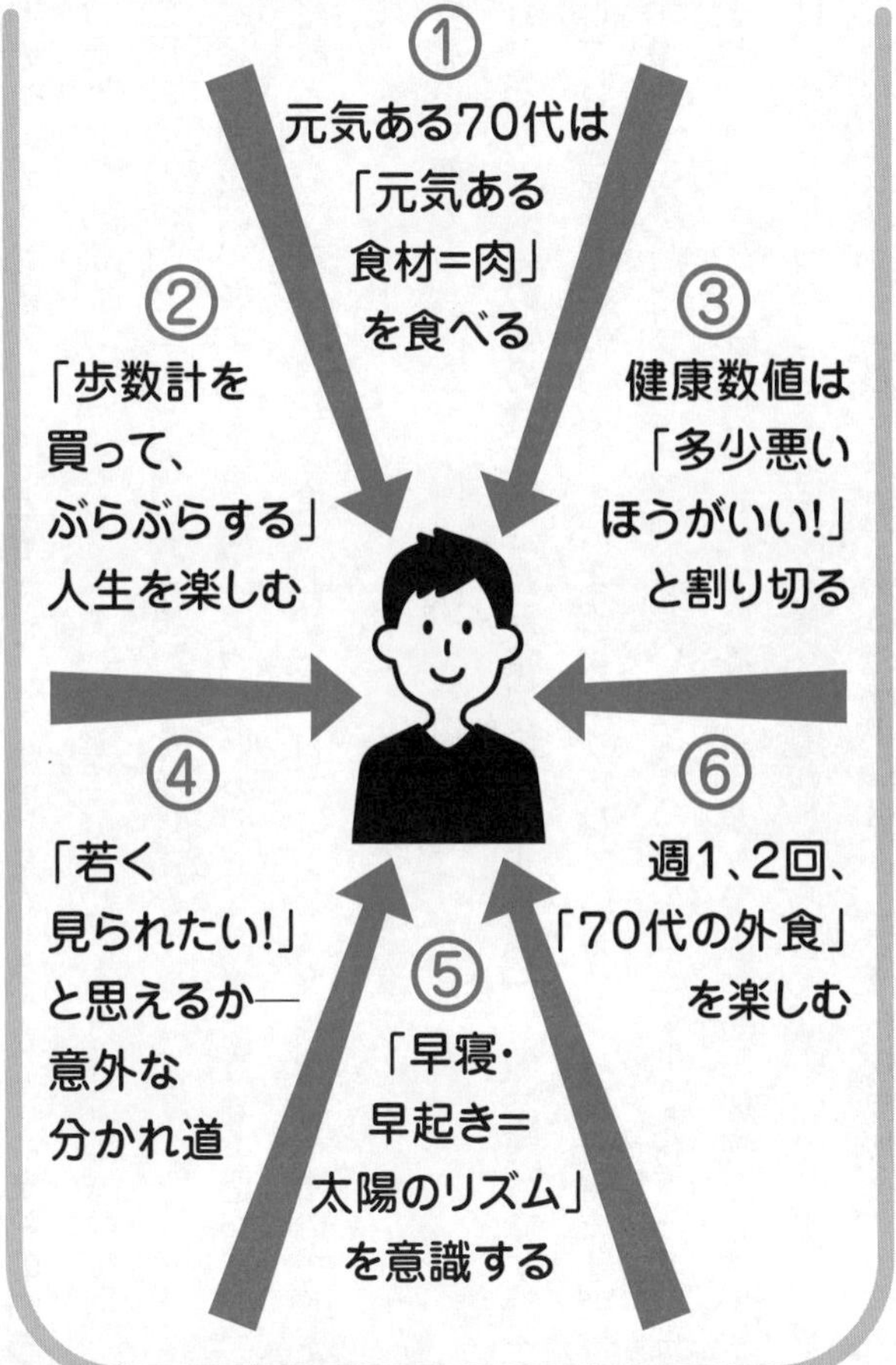
①
元気ある70代は「元気ある食材＝肉」を食べる
②
「歩数計を買って、ぶらぶらする」人生を楽しむ
③
健康数値は「多少悪いほうがいい!」と割り切る
④
「若く見られたい!」と思えるか——意外な分かれ道
⑤
「早寝・早起き＝太陽のリズム」を意識する
⑥
週1、2回、「70代の外食」を楽しむ

温もりといったものも、コンビニ弁当では再現できません。ただ、**「食材のバラエティさ」**という面だけは、どうしてもコンビニ弁当に軍配が上がります。

ここにこそ、コンビニ弁当が「長寿食」になる理由があるのです。

コンビニ弁当は、さまざまな材料を使っているので、微量物質の不足を補うことができるからです。1日に三度、しかも毎日、コンビニ弁当を食べるのでしたらともかく、たまに食べるぶんには、体にいいとさえ言えます。

「偏らない。何でも食べる」――。

これこそが、**長寿の人の食生活（長寿食）に共通する「一つの法則」**です。その意味では、コンビニ弁当も、食べようによっては「長寿食」になり得ます。

ですから、「昼食にコンビニ弁当を食べる」ぐらいのことを罪悪視する必要はありません。コンビニ弁当に使われている、わずかな量の食品添加物を気にするのではなく、むしろ「これで不足の栄養分も足りた」と思えばいいのです。

何ごとも必要以上に「悪者扱い」するのは、いいことではありません。

たまには「70代のラーメン」もいい

必要以上に「悪者扱い」されている食品は、コンビニ弁当だけではありません。

同じようなことは、ラーメンにも言えるのではないでしょうか。

ラーメンも、必要以上に「悪者扱い」されている食品のように感じます。

実際、ラーメンを「不健康食品」と決めつけて、一年に一度も口にしない人もいます。それを、あたかも健康志向が高い証拠とばかりに、自慢げに話したりする人もいますが、ここまでくると、先ほどの「フードファディズム」の傾向さえ感じてしまいます。

どんな食品であれ、必要以上の「悪者扱い」は、いいことではないのです。

もちろん、ラーメンを食べなくても、本人がいたって健康であれば問題ありません。ただ、一年に一度くらい口にしたところで、70代以上の心と体にとって、ラーメンはまったく問題のない食品です。

しかも、ラーメンは非常に人気のある食品です。

「ラーメンは不健康食品だから、一年に一度も口にしない」などと公言したりしていると、家族関係、交友関係で、知らないところで損をすることもあるのではないでしょうか。

必要以上に「悪者扱い」を公言するのも、いいことではないのです。

ただ、「ラーメンが健康に悪い」というのは、一般的なイメージのようです。

ラーメン党の中でも、「ラーメンのスープは体に悪い」と思い込んでいる人はいまでも大勢います。実際、「ラーメンは麺と具を食べて、スープは飲まない」と決めつけて、いつもスープを残す人も珍しくはありません。

ただ、何ごとも「考え方次第」だと思います。

いまの時代、ラーメン店の競争がこれだけ激しくなっているうえに、顧客の健康意識が高まっているのであれば、どの店もスープには工夫をします。
いろいろな材料を使って旨みやバランスを考えますし、女性や高齢者の好みも考えているはずです。実際、塩分や化学調味料は控えて、天然素材を売り物にしている店もあります。そう考えると、ラーメンのスープには、あらゆる栄養素が含まれていることになります。

たまには「70代のラーメン」もいいものです。

じつは、私自身、ラーメンを食べる際は、スープは全部飲みつくすタイプです。医者として、それがいまの時代、体に悪いと考えたことはありません。

「体にいい食べ物」には「正しい食べ方」があります

クロード・ショーシャ博士という、抗加齢医学の国際的な権威がいます。

フランス人の医師で、抗加齢医学の研究者の間では、国際予防老化医学研究所の創設者として広く知られています。

抗加齢医学とは、わかりやすく言えば**「老化のメカニズムを解明し、健康長寿を実現するための予防医学」**ということになります。

この抗加齢医学の分野で、私は、ショーシャ博士にもう10年以上も、指導を受けています。ショーシャ博士の理論については、さまざまな本で紹介されていますので、ご存じの方もいるかもしれません。

ここでは、65歳以上の人であれば、誰にとっても身近な問題なのに、案外、知られていない問題について説明したいと思います。

どんな問題かというと、「慢性型アレルギー」という問題です。

たとえば、私たちには、それぞれ好きな食べ物があります。

その食べ物がたまたま体にもいいと知ると、ついついそればかり食べてしまうことがあります。「私の健康法は毎日、大好物の○○を食べること」と盲信してしまうわけです。

ショーシャ博士は、そこに意外な危険性が潜んでいると指摘します。

どんなに体にいいと言われている食べ物でも、**そればかり食べていると「慢性型アレルギー」を引き起こす可能性がある**からです。

好きな食べ物が「アレルギー」になってしまうのですから、悲しいことです。大好物を自由に食べられなくなってしまうのですから、「幸福な70代」「至福の80代」とは、縁遠い日々になってしまうかもしれません。

「慢性型アレルギー」になると、腸の中で**「酸化」**と呼ばれる現象が起きます。体の「酸化」は、老化を加速する大きな原因です。それが腸の中で起きると全身に広がってしまうのです。

たとえば、便秘気味のときには、顔に吹き出物が出たり、皮膚がカサカサしたりしてきます。これは腸の中が「酸化」したために、排出できなかった毒素が血液にのって、顔や皮膚にまで運ばれてしまうからです。

金属が「酸化」すると錆びるのと同じで、体が「酸化」すると細胞に炎症を起こします。人間の体も老いれば「酸化」して、錆びるということです。

体の「酸化」は老化に伴う自然現象なのですが、自分から「酸化」を加速させて、わざわざ細胞を錆びつかせるような食生活をする必要はないでしょう。自分の好きな食べ物が、たまたま体にいいからと言って、そればかり食べていると、「慢性型アレルギー」になり、結果、体の「酸化」を加速させることになるわけです。

ただ、「慢性型アレルギー」には、注意しなければならないことがあります。「慢性型アレルギー」になっても、**本人がわからないことが多い**のです。

と言うのも、「慢性型アレルギー」の場合、はっきりした症状が現れないからです。しかも、その原因が、本人が「体にいい」と思い込んでいる好物なので、なかなか気づかない――という悪循環に陥ります。

そのため、体の「酸化」と「老化」が、さらに加速することになるのです。

いつも食べている物が「あなたの敵」になる場合

私も、じつは「慢性型アレルギー」を持っているのです。

最初は、医者の私でさえ、自分が「慢性型アレルギー」を持っていることに気づきませんでした。一般の人であれば、なおさら気づきにくいでしょう。

「急性型アレルギー」なら、何か特定のものを食べると、すぐに症状が現れます。しかも、その症状は、咳や鼻水が出たり、蕁麻疹が出たりといった、はっきりしたものが多いのが特徴です。

医者でなくても、一般の人でも「急性型アレルギー」の症状にはすぐに気がつきます。**「あ、これを食べると、すぐ調子悪くなるんだな」**と思えば、本人も注意して、その食品を口にしなくなるものです。重症であれば、当然、医者の診断を受けたりするでしょう。

ただ、「慢性型アレルギー」は「急性型アレルギー」とは違って、**症状がはっきり出ないので、なかなかわかりづらい。**

原因がはっきりわからないまま「なんか体がおかしいな」といった感覚が生まれるだけです。「体がだるいなあ」とか、「お腹が張るなあ」といった程度の感覚なのです。

それがまさか、いつもと同じように、おいしく食べている好物が原因だとは、なかなか気がつかないもの。どうしても疲れや寝不足、あるいは何か食べなれないものを食べたせいなのかと考えてしまいます。

私の場合は、蕎麦が「慢性型アレルギー」の最大の原因でした。

蕎麦は大好きな食べ物でしたから、たしかによく食べていました。

しかも、蕎麦は、ビタミンB_1やルチンを豊富に含んでいて、体にもいいのです。

ですから、おいしい蕎麦屋さんがあると聞けば、時間があるときに出かけて行っては食べ、出張先や旅行先で、評判の蕎麦屋さんがあれば、必ず尋ねるといった具合に、あちこちの蕎麦を食べ歩いていました。

つまり、大好きな蕎麦がたまたま体にもいい食べ物だったので、ついついそればかり食べていたのです。

つまり**「いつも食べている物」が、私の老化を早めていた**わけです。

わざわざ自分から「体の老化」を加速させる人

医者でありながら、私は、しばらく原因不明の不調に悩まされていました。

「体がだるいなあ」「お腹が張るなあ」……。

そのとき、たまたまショーシャ博士に「慢性型アレルギー」の検査をしてもらう機会があったのです。「慢性型アレルギー」の検査は、百数十種類の食品の中からアレルゲン、つまりアレルギーのもととなっている食品を特定する検査です。

その結果、意外なアレルゲンが発見されたわけです。

そのときから、私の食生活は当然、変化することになります。

もちろん、蕎麦が大好きな食べ物であることは、いまでも変わりはありません。

ただ、それが自分の「慢性型アレルギー」の原因だとわかると、自然と控えるようになりました。


わざわざ自分から、体の老化を早めることをする必要もありません。


実際、その後、体の不調もなくなり、結果として体の「酸化」を防ぐことができたように思います。

私たちは、歳をとると、つい同じものを食べ続ける傾向があります。

さらに、高齢になってくると、思い込みもあって、その傾向が強くなります。

「私の健康法は毎日、大好物の○○を食べること」といった考え方をする人が増えてくるのです。また、「もう歳なんだから、脂っこい料理は体に悪い」と勝手に思い込んで、肉料理はまったく口にしない人もいます。

そのような食生活は、いつの間にか、前にもご紹介した、長寿の人の食生活から離れていくことになります。「偏らない。何でも食べる」といった長寿食の法則に反するからです。

そういう食生活が、知らず知らずのうちに老化を早めることになるのです。

「日本の肉食文化」を楽しむのも、若返りのコツ

「カツ丼、アゲイン！」——。

唐突なセリフに驚かれた読者も、多いと思います。

このセリフは、テニスプレーヤーの大坂なおみ選手の言葉です。

大坂選手は、２０１９年１月、全豪オープンの女子シングルスで日本人として

はじめて優勝しました、一夜明けた記者会見で「いま食べたいものは？」と聞かれて、冒頭の「カツ丼、アゲイン！」と答えたのです。

大坂選手は、テニスプレーヤーとして、体調を管理するため、全豪オープンが始まるしばらく前から、**好物のカツ丼を控えていた**そうです。私は、この記者会見を見ていて、「カツ丼、アゲイン！」の「アゲイン！」には、「もうずいぶん食べていないから、いちばん食べたいのはカツ丼！」という大坂選手の強い気持ちが込められているように感じたものです。

当時、この記者会見は話題になったので、覚えている方も多いかもしれません。大坂選手の「カツ丼、アゲイン！」を聞いて、「そう言えば、自分もカツ丼、しばらく食べてないな」と思った人もいるのではないでしょうか。

若い頃であれば、同僚と蕎麦屋へ行っても、注文するのは蕎麦ではなく、もっぱらカツ丼という人も多かったと思います。

また、前述したように、私は蕎麦が大好きで、一時はよく蕎麦屋に通っていたことがありました。蕎麦屋で一人、蕎麦をすすっていると、家族連れが入ってくることがあります。何となく見ていると、親が蕎麦を注文しても、子どもはたいてい「カツ丼！」と声を上げます。

そんな光景を見ていると、日本人にとって、カツ丼は**「人生でいちばん最初に親しみを覚える肉料理」**にも思えてきます。

蕎麦は代表的な日本料理の一つです。

その蕎麦屋のメニューに、カツ丼や親子丼があるということは、この「二大丼（どんぶり）」も代表的な日本料理と言えるのではないでしょうか。

日本人は、これまでの食生活の中で、どんな肉でもバランスよく食べてきたように思います。実際、日本人が、さまざまな工夫を凝らして肉を食べ続けてきたのは事実なのです。

じつは、**日本食には意外に「肉食文化の伝統」が根強い**ように感じます。

その肉食文化の伝統を遠ざけたとき、日本人の老化が早まるのかもしれません。

70代の晩酌、お供には「長寿食・焼き鳥」もいい

焼き鳥は、日本が誇る肉食文化の一つです。

ご存じない方も多いかもしれませんが、焼き鳥はいまや世界的に人気がある日本料理なのです。とくに、フランスやロシアでは、すでに人気料理として定着しており、独自の進化を遂げています。

日本が誇る「肉食文化・焼き鳥」は、安くて、おいしいし、種類も豊富です。注文すればすぐに出てきて、熱々の串を味わうことができます。しかも、自分が食べたい串を、食べたいだけ注文できるので、ほどほどで切り上げることもできます。この堅苦しくない雰囲気は、世代、性別を問わず魅力的なようで、最近では、焼き鳥屋さんに、若い女性客グループがいることも珍しくはありません。

そういう光景を見るたびに、日本の「肉食文化の伝統」を痛感します。

ただ、焼き鳥で、私がいちばん感心するのは、鶏一羽、どんな部位でも材料になることです。肉だけでなく、皮も内臓も軟骨も食べます。

しかも、材料は鶏だけではありません。ネギはもちろん、シイタケやピーマンなど、野菜も豊富です。さらには、おつまみに枝豆や漬物もありますし、つきだしにキャベツを置いている店もあります。

つまり、**焼き鳥は、「偏らない。何でも食べる」長寿食**でもあるのです。

肉だけではなく、野菜も食べ、さらには大豆のような植物性タンパク質も十分に摂ることができるうえに、漬物のような発酵食品も食べることができます。それによって、不足していた微量物質を取り込むことにもつながるのです。

日本が高度成長期の真っただ中にあった１９６０年代の頃、男性たちは仕事帰りに焼き鳥を食べて、疲れを吐き出し、ストレスを発散させていたものです。

いまの団塊世代のお父さんの世代とも言えます。

日本がいちばん元気のあった時代です。

焼き鳥で、肉や野菜を食べて元気になった男性たちは、そのパワーで日本を元気にしてくれたのです。

帰り際、家族に土産の焼き鳥を一パック包んでもらう男性もいたでしょう。いまの団塊の世代には、子どもの頃に、お父さんがお土産に買ってくる焼き鳥が楽しみだったという人もいるに違いありません。

あの時代を思い出しながら、焼き鳥をつまむ――。

そうすれば「70代の晩酌」が、さらに味わい深くなるのではないでしょうか。

日本人に多くの元気をくれた「長寿食・モツ」

日本人は、動物の肉だけでなく、内臓までさまざまな料理法で食べてきました。

「ホルモン」「モツ」といった料理です。

前項の焼き鳥にしても、ハツ（心臓）、レバ（肝臓）、スナギモ（胃袋・砂嚢《さのう》）といった部位は、鳥の内臓です。

ちなみに、「ホルモン」は、牛と豚の腸を指し、「モツ」は牛、豚、鶏などの内臓全般のことを言います。どちらも正確に言えば肉ではないので、「ホルモン料理」や「モツ料理」を「肉料理」と言うことはできません。

ただ、モツの煮込み料理くらい、日本人の食生活になじんだものであれば、焼き鳥同様、「日本が誇る肉食文化の一つ」と言いたくもなります。

それだけ日本人は、これまで**モツの煮込み料理から多大な「元気」をもらってきた**ように思います。

たとえば、モツの煮込みや、モツ鍋といった料理には、牛、豚のいろいろな部位の内臓が使われますが、それだけではなく、ゴボウやニンジン、大根といった根菜類も含めて、野菜がたっぷり入っています。モツと一緒に、元の形がわからなくなるまで煮込んでしまうので、ふだんは食べにくい根菜類もまったくムダになるところがありません。

つまり、**モツの煮込み料理も「偏らない。何でも食べる」長寿食**なのです。

「ホルモン」というのは、いかにも精のつきそうな名前です。じつは、これは関西弁の「放るもん」、つまり「不要なもの」とか「捨てるもの」という言葉に由来するという説があります。「不要なもの」でも「捨てるもの」でも、栄養があれば、それだけ大事に食べていたということです。

日本人は、それくらい貪欲に、動物の体を余すところなく利用してきたということになります。その貪欲さが、日本人にパワーを還元してくれたと言っても過言ではないでしょう。

日本人は、これまでありとあらゆる肉を食べてきました。

実際、日本人はクジラも食べてきました。しかも、鯨肉だけでなく、クジラの体を余すところなく、すべて利用してきたのです。

かつては、アメリカでも捕鯨が盛んでしたが、あくまでも目的は鯨油であって、鯨肉ではありませんでした。アメリカ人は宗教的な理由から、鯨肉をあまり口にしなかったのです。

そう考えると、日本人の肉食文化というのは、**相当にたくましい**と言えるのではないでしょうか。

その「日本の肉食文化の伝統」から離れると、日本人の老化が早まる――。

これは、ある意味、当たり前のことなのかもしれません。

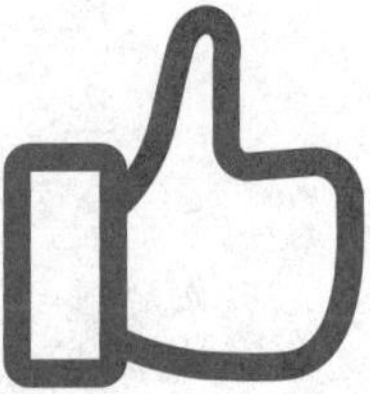

4章

80代が楽しみになる！
70代からの「新しい習慣」

「高齢うつ予備軍」から早々に離脱する法

歳を重ねると、1日の中に「変化」がなくなってきます。

まず、毎朝、出勤する必要がなくなります。

だから、スーツに着替えることもなくなります。

それに、いろいろな人と会う機会も減ってきます。

さらには、これといった約束も計画もなくなってきます。

とにかくいままでは、嫌でも避けられない変化が1日の中にたくさんあったのに、そのほとんどがなくなるのです。予定を立てたり、それを実行するために動いたり、いろいろと考えて準備したりすることもなくなります。

そうなると、**これといった刺激も、楽しみもない1日**になってしまいます。

毎日がただ何となく終わってしまう、といったことも珍しくなくなるでしょう。

そういう生活が、脳の老化を加速することは、容易に想像できると思います。

認知症が脳の老化に伴う避けられない自然現象だとしても、自分からわざわざ、進行を早める必要はありません。

ただ、**いちばん怖いのは、前頭葉が老化してしまうこと**です。

変化のない1日が当たり前になってしまって、前頭葉が老化してしまうと、うつ状態になりやすくなるのです。

脳の老化といえば誰でも、思い浮かべるのは認知症です。ただ、認知症よりも、このうつ状態のほうがはるかに怖いと私は思っています。

気分的な落ち込みは、大きな精神的苦痛を伴うからです。

認知症は、ほとんどが80代になって発症する病気です。うつが怖いのは、それよりはるかに若い世代、70代、さらには60代でも起こり得る病気だからです。

つまり、歳を重ねたら、**まず注意すべきはうつ病**なのです。

「脳」も「感情」も使わないから、老化するのです

脳の老化は、前頭葉の老化から始まります。

前頭葉は、脳の中で、人間の感情をコントロールする部位です。

前頭葉が老化し、その機能が衰えてくると、怒りっぽくなったり、逆にふさぎ込んで不機嫌になったりします。また、意欲や好奇心が失われたり、身の回りのことに無関心になったりします。

ひと言で言えば、**ハツラツさがなくなってくる**のです。

「感情が老化する」と言ってもいいでしょう。

つまり、人間の老化は、「前頭葉の老化＝感情の老化」から始まるのです。

ただ、先ほども説明したように、それが悪化すると、気分的にうつ状態になっ

てしまいます。これは精神的にとてもつらいことです。60代から70代にかけた世代が、いちばん注意しなければいけないのが、この「心の病」なのです。

しかも、**うつ病は認知症のリスクを高めます。**

沈んだ気分のままで、毎日を過ごすようになれば、当然、何ごとにも無気力、無関心になってきます。それだけ脳が刺激されることもなくなるのですから、脳の認知機能が低下するのも、ある意味、自明のことと言えます。

認知症は脳の老化がもたらす自然な姿ですが、うつ病はそれを不自然に早めてしまう危険性があるのです。

では、前頭葉を老化させないためには、どうすればいいのでしょうか？

前頭葉は、人間の感情をコントロールする働きがあります。人間の老化が感情の老化から始まるのであれば、70代からは、なるべく「前頭葉」「感情」を使うような生活を心がけることです。

ワクワクしたり、ドキドキしたりといった、新鮮で若々しい感情を抱くようなことを習慣にしてみるのです。感情の若々しさが、感情の老化、さらには前頭葉の老化を防いでくれると言ってもいいでしょう。

では、ワクワク・ドキドキするには、具体的に、どうすればいいのでしょうか？

「元気ある70代」は、「元気ある食事」から作られる――。

これは、以前にも指摘したことですが、「食事」からパワーをもらうのです。

「食べること」で栄養素だけでなく、「ワクワク」「ドキドキ」といった**若々しい感情**も頂いてしまうのです。

と言うのも、「食べること」は、死ぬまで楽しめる「変化」の一つだからです。

「食事を楽しむ」習慣が、前頭葉を刺激します

「食べること」は、何歳になっても楽しめるものです。

実際、食事は、私たちのいちばん身近にある楽しみと言えるでしょう。

それに、私たちは、毎日、何かを食べないことには生きていけません。

そこで、毎日、「食べること」から栄養素だけでなく、「ワクワク」「ドキドキ」といった若々しい感情も頂いてしまう――これを習慣にしてしまえば、70代からの人生の「元気度」も、格段に向上するはずです。

70代からは**「食べること」に関心を持つことが、「元気の素」になる**のです。

実際、70代になって、「食べること」に関心が薄れるというのは、自分からうつ状態を呼び込むようなものだと思います。私たちのいちばん身近にある楽しみに興味がなくなってしまえば、日常生活に何の張り合いもなくなってしまうからです。

だからこそ、70代は「食べること」に積極的に興味を持つ必要があるのです。

若い頃は、誰もが「食べること」は「毎日の楽しみ」だったはずです。

会社勤めをしていた頃であれば、毎日のランチ、夜の会食で「さあ、何食べようかな！」と考えるときには、気分が自然と「ワクワク」「ドキドキ」したに違いありません。

その「ワクワク」「ドキドキ」が、前頭葉にいい刺激となっていたのです。

さらには、仕事でいいことがあれば、「さあ、昼めしだ！」と勢いづきますし、嫌なことがあっても、「さあ、おいしいものでも食べて、元気出そう」と自分を励ますこともあったでしょう。

「食べること」は、会社勤めの頃であれば、1日の中で大きな問題だったのです。

それが**「若いエネルギー」**の原動力になっていたに違いありません。

それだけでなく「食べる物」「食べる店」「食べる相手」を毎日、変えることで、無意識のうちに、毎日の生活に「変化」をつけていたのです。

日々の生活の中で、ありふれたこと、平凡なことに楽しみを見つけることができるというのは、とても大事なことです。と言うのも、嫌なことがあったときでも、落ち込んでいるときでも、楽しみがあれば、引きずらないで立ち直ることができます。気分の切り替えが簡単にできるからです。

このように、日々の生活の中に何かしらの楽しみを持つというのは、心の健康にはとても大切なことだったのです。

それは70代になっても、変わりはありません。

だからこそ、**「食べる物」「食べる店」「食べる相手」に変化をつけてみる。**

それだけでも、「感情の老化」を防ぐことはできるのです。

「夫婦差し向かいの食事」だけでは、夫婦共倒れします

70代からは「食べること」を毎日の楽しみにする——。

これが、感情を若く保つ習慣とも言えるでしょう。

そこで一つ、70代の方たちに、提案したいことがあります。

「外食」の効能です。

もちろん、毎日である必要はありません。回数、曜日もとくに決める必要はありません。70代からは「何ごとも遊び半分」とは、前に指摘しましたが、何ごとも堅苦しく考える必要はないのです。

「とくに食べたいと思うものがない」と思っているようでしたら、「食べること」の楽しさを忘れている証拠。前頭葉の老化が始まっているのかもしれません。

外食の楽しさを、ぜひ思い出してみてください。

ただ、ここで奥さんの顔を思い浮かべる男性もいると思います。奥さんが毎日、食事を作ってくれると思うと、「せっかく食事を作ってくれるのだから、わざわざ外食するのもどうかな?」と考える男性がいるのです。

ただ、奥さんにしてみれば、必ずしも、好きで食事を作っているわけではないかもしれません。「夫がいつも当然のように、決まった時間にテーブルに着くから、何も出さないわけにもいかないし」と考えている女性は多いでしょう。

夫は妻の料理を食べるのが義務だと思い、妻はその夫の料理を作るのが義務だと思っているような関係は、ある意味、不幸だと言えます。夫婦二人ともが本来、ありもしないものに縛られているからです。

このような夫婦関係が続けば、**当然、生活の中から「変化」は失われてきます。**

結果、夫婦二人して、前頭葉も、感情も、老化することになるのです。

また、現実問題として、60代を過ぎれば夫婦二人の暮らしが日常になります。70代ともなれば、三度の食事がすべて、夫婦差し向かいというケースが多くなるはずです。そうなると、にぎやかな食事などは望めたものではありません。

会話の話題も限られてくるでしょう。

当然、「変化」など期待すべくもありません。

夫婦差し向かいは気まずいからと言って、テレビをつけたりすると、夫婦関係にとっても、脳にとっても、まったくの逆効果と言えます。夫婦二人で黙ってテレビを見ているようでは、老化は加速するばかりです。

そのためにこそ、70代からは、刺激の多い外食が有効なのです。

70代の外食——家庭では摂れない栄養素を摂る知恵

70代の「有効な外食」の基本は、自分が食べたいものを食べること——。

当たり前のように思えるかもしれませんが、外食でこれができない人が意外に多いのです。一人で外食するのであれば、自分が食べたいものを遠慮なく食べられるので、問題はありません。

ただ、二人以上で外食する場合、相手の好みに合わせてしまう人がいるのです。

つまり、せっかく外食しても、自分が食べたいものではなく、**相手が食べたいものを相手に合わせて食べる人が多い**のです。

会社勤めの頃でも、相手に合わせることは珍しくなかったと思います。

上司や先輩、ましてや仕事相手と一緒にランチをするのであれば、自分が食べたいものを食べるというわけにもいかなかったはずです。

自分は「ステーキ」を食べたいと思っても、相手が「中華」を食べたいと言えば、「中華」を食べないわけにもいきません。「中華」のメニューから、自分が食べたいものをしぶしぶ選んでいたのではないでしょうか。

ただ、当時はまだ若かったから、それでも良かったのです。

また、会社勤めの頃であれば、「ランチは毎日・外食」という人も多かったでしょう。だから、1日くらい、相手に合わせて「中華」を食べても、翌日は、自分が食べたいものを食べることもできたはずです。

ただ、**70代の「外食」では、相手に合わせていては意味がありません。**

それでは「有効な外食」にはならないからです。

70代の「外食」は、ただおいしいものを食べられれば、それでいいというものではありません。

70代にとって、「食事」は体や脳の健康に直接、関わってくる問題だからです。

たとえば、「久しぶりにステーキを食べたいな」と思ったときは、しばらく肉を食べていなかったのでしょう。体が不足していた動物性タンパク質を求めている証拠なのです。「食べたいものがある」ということは、体の奥から求めているもの、つまり何らかの摂りたい栄養素があるということなのです。

体からの「声」と言ってもいいかもしれません。

ですから、「ステーキを食べたい」と思ったら、ステーキを食べるべきなのです。

その**不足している栄養分を補充するのも、70代の「外食」の目的**なのです。

「孤独のグルメ」は、70代の体にも心にもいい

長く一緒に暮らしてきた夫婦でも、食べものの好みは違います。

また、お互い、その日、その日の気分も違えば、体調も違います。

それによって、当然、食べたいものも違ってきます。

いくら仲がいい夫婦だからと言って、毎日、三度の食事で、お互い、同じものを食べているというのは、何か不自然な印象もします。

無意識のうちに、どちらかが相手に合わせているか、自分の気分を抑えているのではないでしょうか。

ただ、「夫婦が同じものを食べるのが、当たり前」という生活が続くと、当然のことながら、生活から「変化」がなくなっていきます。

「変化」のない生活は、「70代の心」の天敵のようなもの。

「変化」のない生活に慣れてしまうと、ある日、突然「食べたいもの」が出てきても、お互いに遠慮するようになってしまうからです。場合によっては、「自分ばかりがわがまま言うのはよくない」などと、せっかくの食欲にブレーキをかけてしまうことさえあります。

つまり、体からの「声」を無視することになってしまうのです。

体の奥から求めている栄養素が、摂取できないので不調にもつながります。

これでは、まさに本末転倒。

70代になっても、まだまだ体は元気だし、日常生活に不便を感じることもない夫婦が、お互い遠慮しあっても、いいことなどありません。それで食べたいものも食べられないようでは、これまでの人生を頑張ってきた意味を自分から否定しているようなものではないでしょうか。

70代からの人生を、自分たちからつまらなくする必要はありません。

せっかく仕事からも、子育てからも解放されたのですから、何歳になっても楽しい「食べること」くらいは、遠慮せずに自分なりに楽しみたいものです。

だから、夫婦お互いに遠慮せずに、食べたいものを食べればいいのです。

そこで高齢者専門の精神科医として、70代の夫婦に一つ、提案があります。

70代からの「孤独のグルメ」のすすめです。

週1回以上は、夫婦別々に外食を楽しんでみるのです。

外食とは言っても、時間的にも、肉体的にも、経済的にも、負担が多いディナーである必要はありません。**週1、2回のランチでもいい**のです。

それだけでも、70代の体と心には、それなりに新鮮に違いありません。

70代からの「心地いい夫婦関係」の習慣

何歳になっても仲のいい夫婦というのは、素晴らしいものです。

いつも二人で、外食ランチを楽しんでいる夫婦も素敵です。

同じメニューを頼んで、おいしそうに食べている夫婦、それはそれで理想かもしれません。素晴らしいことだと思います。

私にしても、そのような「心地のいい夫婦関係」を否定する気はまったくありません。70代になったら、夫婦一緒に外食してはいけないなどと、言っているわけではないのです。

ただ、生活に「変化」をつけるために、週1、2回の「孤独のグルメ」をすすめているだけです。

私が言いたいのは、いくつになっても、**生活の中にさまざまな「変化」を作ったり、その「変化」を受け容れたりする気持ちが大切だ**ということです。

むしろ、これだけ元気な80代、90代が、あふれる世の中になったのです。

70代の夫婦が、80代、90代と長く仲良く元気に過ごすためには、生活に「変化」をつけたほうがいいのは間違いありません。長く連れ添ってきた夫婦でも、元気なうちは、お互い好きなように過ごせる時間があったほうが、夫婦関係も、人生も充実するのではないでしょうか。

それが結果として、心地いい夫婦関係――束縛はしないけれど、信頼し合っている――を作るような気がします。

「70代の外食ランチ」の7大効能

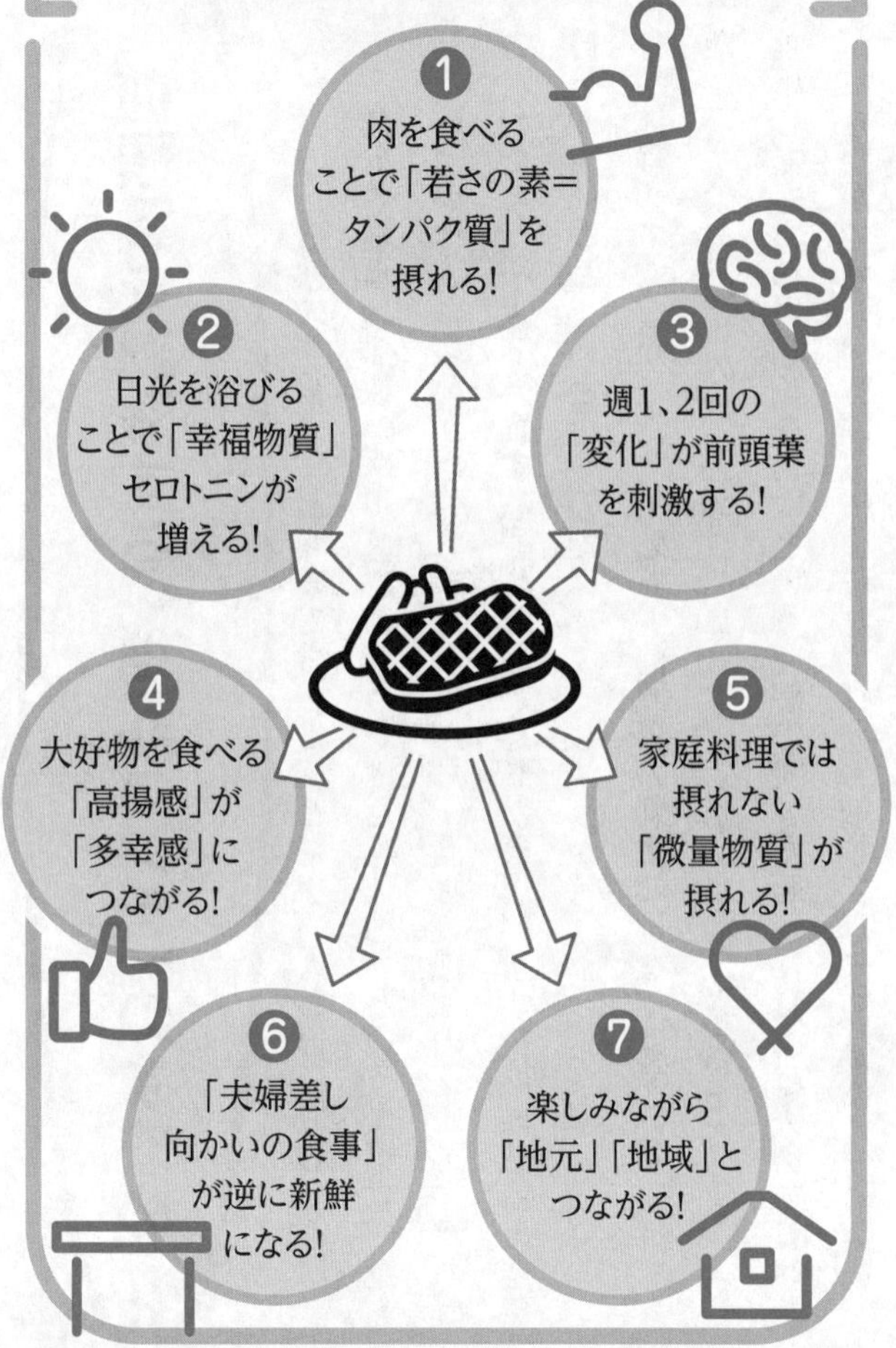
1
肉を食べる
ことで「若さの素＝
タンパク質」を
摂れる!
2
日光を浴びる
ことで「幸福物質」
セロトニンが
増える!
3
週1、2回の
「変化」が前頭葉
を刺激する!
4
大好物を食べる
「高揚感」が
「多幸感」に
つながる!
5
家庭料理では
摂れない
「微量物質」が
摂れる!
6
「夫婦差し
向かいの食事」
が逆に新鮮
になる!
7
楽しみながら
「地元」「地域」と
つながる!

前頭葉を刺激する「地元ランチ」のすすめ

70代からの「孤独のグルメ」と聞いても、ピンと来ない人もいるでしょう。人気のグルメ漫画『孤独のグルメ』にひっかけた「孤独」という言葉に、魅力を感じないという人は多いかもしれません。ただ、漫画『孤独のグルメ』がお好きな方だったら、**一人で外食する醍醐味**をご存じだと思います。あの独特の空気感を自分でも体験したいと思うのではないでしょうか。

自分が体験してこなかった空気感も、前頭葉の刺激にはなるはずです。

また、「一人で食べるのは、わびしい」と考える人も意外に多いようです。「一人で食事しても、おいしくない」という発想です。たしかに食事は大勢で食べたほうがにぎやかですし、雰囲気につられて食欲も増してきます。

ただ、会社勤めの頃でしたら、一人で食べるのは「わびしい」とも「おいしくない」とも感じなかったはずです。だいたい忙しすぎて、一人で外食することなど、気にもならなかったはずです。

オフィス街のランチタイムは、どこのお店も混み合っていますし、その混雑に紛れてしまえば一人も気になりません。「わびしい」とか「おいしくない」とか感じる暇もなく、ランチを堪能していたはずです。

とにかく、70代からの生活で大事なことは、「変化」をつけること。

その**「変化」が、前頭葉、感情を刺激し、老化を予防してくれる**のです。

ですから、せめて天気がいいときのランチぐらい、ふらりと出かけて好きなものを食べてみる――そんなことから始めてはどうでしょうか。ついでに、地元の本屋さんにでも寄って帰ってくれば、いい運動にもなりますし、昼の光を浴びることで、体のリズムも規則正しくなってきます。家にいるよりはセロトニンの分泌も盛んになりますし、気分も高揚してくるはずです。

ただ、地元のお店にくわしくなく「どこの店で食べていいかわからない」という人もいるでしょう。だいたい「何を食べようか?」と考えて、「とくに思い浮かばないな」と思う人もいるでしょう。

そんなときこそ、**「とにかく考えるより、歩け」**です。

歩いてみれば、何か見つかるし、何か思いつくもの。

歩けばお腹が空いてくるし、お腹が空けばそのときそのときで食べたいものに出合ったり、思い出したりするものです。

「そう言えば、隣の駅のトンカツ屋、おいしかったな」と思い出せば、電車に乗って訪ねてみる。それだけでも、いい気分転換になります。そして、何より「目当てのトンカツ定食をおいしく食べた」という事実に、ちょっとワクワク・ドキドキするものです。

「昔と同じように、昼めしぐらい、好きな店で好きなものを食べればいい」——。

この当たり前のことに気づいただけで、気分も若返ってくるはずです。

大好物を食べる「幸福感」を習慣にする効果

おいしいものを食べて、誰にも遠慮しないで堪能する――。

70代からの「孤独のグルメ」の醍醐味は、まさにここにあります。一人で外食するだけで、そんな素敵な時間が、いとも簡単に作り出せるのです。

私も、地元の飲食店で「孤独のグルメ」を堪能することがあります。そんなとき70代くらいの男性が、テーブルに一人座っておいしそうにヒレカツを食べている姿を見て「わびしさ」なんて、まったく感じません。むしろ、その逆。素直に「いいな。素敵だな」なんて思ってしまいます。

その70代くらいの男性が、なぜ私には素敵に見えたのでしょうか？

まずは、**ご本人が満足そうに見えたから**です。

自分の食欲に満足しているし、自分の好きなものを自由に食べられる暮らしに満足して、楽しんでいるように見えたからです。

また、私は蕎麦が大好物なので、地元の蕎麦屋にも一人で行きます。そこで常連の老婦人がいらっしゃるのですが、その方がいつも一人で、蕎麦を食べている様子も素敵です。「きっとこの店の蕎麦が好きで、通っているんだろうな」などと思ってしまいます。

先ほどの男性のように、料理にも、ご自分にも、満足な様子なのは言うまでもありません。それに加えて、このご婦人には、自分の好きなものに対する、ある種のこだわりのようなものも感じます。

そして、どちらの場合でも、少しも寂しそうに見えません。むしろ誰に気兼ねするでもなく、一人の食事をのんびりと楽しんでいます。

寂しいどころか、**幸せそうにしか見えません**。

当たり前の話ですが、私たちは、おいしいものを食べていると、それだけで幸せな気持ちになるものです。大好きな料理や、ずっと食べたかった料理を口にしているときは、ただそれだけで幸福感に満たされてしまいます。

そんなときは一人でも問題ありません。

その幸せを、**独り占めにしてしまえばいい**のです。

65歳からの「見た目格差」は「タンパク質の差」

60代も半ば過ぎになると、「見た目年齢」の個人差が、一気に広がります。

これは、私が高齢者の医療に長く携わってきた中で、気がついたことです。

実際、60代になると、同じ年齢でも、見た目が老け込んでいる人と若々しい人の差が激しくなるのがわかります。しかも、その差は、年齢を重ねるにしたがって、その後、ますます開いてくるのです。

顔の肌つやもあって、皮膚にも張りのある65歳もいれば、顔も皮膚もくすんでしまって、しわばかりが目立つ65歳もいます。若々しい人は、実年齢より10歳はおろか、20歳も若く見える人も珍しくありません。実際、医療の現場にいると、「同じ歳で、見た目がこんなに違ってしまうのか！」と驚かされることが少なくないものです。

つくづく老いは「個人差」が激しいと痛感します。

ただ、これだけ「見た目年齢」の格差が広がってしまうと、「高校時代の同窓会などに出席して、困る人もいるだろう」などと、余計なことも考えてしまいます。

高校時代の同窓会だと、かつての担任教師が招かれることもあります。若い教師でしたら、生徒との年齢差は10歳くらい、ということもあるでしょう。集合写真を撮って、あとで見ると、冗談ではなく、教師よりはるかに老け込んでいる元生徒がいることだって考えられます。

私が、そのような「見た目年齢」が老け込んでしまった60代の患者さんと話すとき、いつも感じることがあります。

「タンパク質が足りてないな」という感想です。

体全体がしぼんだように見えたり、皮膚にしわが浮かび上がっていたりするような60代は、話をしてみると、実際、食生活もあっさりしたものを好んでいることが多いのです。

「変化」のない食生活が、その人の**「見た目年齢」を一気に上げている**のです。

65歳過ぎたら「むやみに健康になろうとしない」

「見た目年齢」が高い人の食生活は、医者として何となく想像がつきます。

健康的ではあるのですが、全体的にタンパク質が足りていない。意外に健康志向が高く、和食党が多い。食生活は、おそらく次のようなイメージになります。

朝は、ご飯にみそ汁、納豆、漬物。

昼は、蕎麦かうどん、夏なら、ソーメン。

夜は、野菜の煮物、煮魚、冬なら、鍋物。

「見た目年齢」が高い人の食生活は、このようなイメージです。和食党には、いかにもありがちなパターンと言えます。

一つ一つの食事は、たしかに健康的です。

消化にもよく、体にもやさしそうです。実際に、こういう食生活が「体にいい」と信じている人は多いでしょう。コレステロール値も血糖値も低いままに抑えられますし、塩分さえ注意すれば、血圧が極端に上がることもありません。

ただ、こういう食生活だと、毎日がほぼ、似たような料理の繰り返しになってしまいます。食材や味付けを少し変えるぐらいですんでしまうからです。

つまり、食卓から、**だんだんと「変化」がなくなってくる**のです。

しかも、全体的に、タンパク質が足りていない。

「健康数値」にこだわりすぎると、「見た目年齢」や「心理年齢」が上がること
は珍しいことではありません。
一見、理想的な食生活が、肉体的、精神的な老いを加速させることもあるので
す。血圧や血糖値やコレステロールの数値がどんなに優等生でも、見た目がしょ
ぼしょぼの70代になってしまうことも少なくはありません。
個人的には、65歳を過ぎたら、**「健康数値至上主義」とも、そろそろお別れし
てもいい**ように思います。「健康数値がいいなら、見た目だって若いはずだ」と
考える人が多いようですが、大きな誤解です。
私がいままでに接してきた70代で言うと、「見た目年齢」が若い人のほとんどが、
血圧もコレステロール値も少々高めでした。少なくとも、検診で定められている
基準の数値よりは高めの人が多かったのです。逆にうつ気分の続いている70代の
ほうが、「健康数値」は正常だったりします。
65歳過ぎたら、むやみに健康になろうとしないほうがいいのです。

70歳過ぎたら「肉食男子・肉食女子になる」

現在、70代を迎えている**団塊の世代は、肉とは「相性が悪かった」世代**です。その意味でも、この世代は、これからは肉とは上手につき合うべきでしょう。

まず団塊の世代が、子どもだった頃は、肉を食べたくても、肉が食卓に並ぶことなど、めったにありませんでした。まだまだ肉は、「お金持ちの贅沢品」だったのです。

その後、日本人の食生活が向上するに伴って、日本人の肉の消費量は増え続けます。平均寿命もそれに比例するように延びていきました。団塊の世代が社会に出た頃には、肉は「お金持ちの贅沢品」というものでもなく、お金さえ出せば、ある程度は食べられるようになったはずです。

そして、団塊の世代が働き盛りの30代半ば頃を迎えるにあたって、突然、風向きが変わったのです。給料も上がって、そろそろ好きなだけ肉が食べられるといったときに、「肉を悪者扱いする」風潮が生まれたのです。

1980年代、健康志向が高まってきたアメリカの影響でしょう。「肉は体に悪い」と言われ始めたのです。

しかし、ここには悪しき誤解がありました。

アメリカでは「肉は体に悪い」ではなく「肉の摂りすぎは体に悪い」と言われていたのです。それをなぜか、**日本では「肉は体に悪い」という極端な意見**になってしまったのです。

実際、その当時のアメリカ人は、1日平均で300グラムもの肉を食べていました。これは明らかに「肉の摂りすぎ」です。

同じ時期の日本人はどうかといえば、1日平均でやっと70グラム。アメリカ人の消費量の4分の1以下です。肉の消費量が増え続けたと言っても、その程度に過ぎなかったのです。

にもかかわらず、80年代の日本では、「肉は体に悪い」というイメージだけが先行してしまったのです。

団塊の世代が、このイメージが刷り込まれたのは、ちょうど中年と呼ばれる年齢に差しかかった頃でした。中年ともなれば、当然、「中年太り」も気になります。ちょうどその頃は、日本でも健康志向が高まって、コレステロールが悪く言われたり、血圧や血糖値についてうるさく言われたりしていた時代でした。

団塊の世代も、何となく「もう肉は控えたほうがいいのかな」と思うようになってしまったのでしょう。でも、**日本人が肉をとくに控える必要がなかったのは、肉の消費量を考えれば、明らかです。**

その団塊の世代も、いま、70代になりました。

いよいよ健康には気を遣うようになり、食事もあっさりしたものを好むようになっています。無意識のうちに肉を控える習慣が身についてしまっています。

そろそろ、その抑圧を取り払ってみましょう。

心と体の健康のためにも、いつまでも**若々しくあり続けるためにも、肉はどんどん食べていい**のです。

団塊の世代と肉の「相性のいい」時代を始めてみましょう。

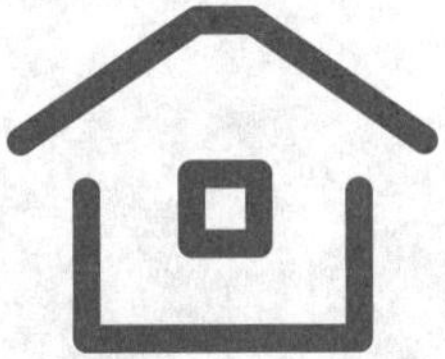

5章

人生は、70代からが「本当に面白くなる」

「疲れているのは、体？ 心？」どっち？

どんなに休んでも、疲れが取れない――。

会社勤めをしていた頃、このように感じたことはないでしょうか？

たとえば、金曜日の夜、会社から家に帰ったときには、すでに一週間の疲れが蓄積していてクタクタ。週末は何をする気にもなれず、家で体を休ませていたのに、月曜日の朝になっても疲れが取れない――このようなことはなかったでしょうか？

50代も半ばを過ぎた頃から、自分の肉体的な衰えについては自覚が出てきたはずです。**「以前のようなムリはできないな」**という気持ちになったと思います。

ただ、50代半ばと言えば、最後にもう一度、踏ん張らなければいけない年代。

家のローンが残っていたり、扶養義務がある子どもがいたりすれば、体がつらくても頑張るしかありませんでした。

そうするとどうしても、週末は体をゆっくり休めたくなります。体の疲れを取って月曜日に備えようとするわけです。

ただ、ここで考えなければならない問題があったのです。

疲れているのは、「体」なのか「心」なのか——といった問題です。

「体」が疲れているのであれば「体の休養」が必要です。逆に「心」が疲れているのであれば「心の休養」が必要なのです。

「体の休養」と「心の休養」は、**まったく違うもの**なのです。

「体の休養」と「心の休養」を間違えていると、疲れはなかなか取れません。会社勤めをしていた頃、月曜の朝、疲れが残っていた人は、心が疲れているのに、「体の休養」をしたり、体が疲れているのに、「心の休養」をしたりしていた可能性があります。

それが「どんなに休んでも、疲れが取れない」の原因だったのかもしれません。

「心が疲れているときに、体を休ませる」のは、逆効果

体が疲れているのなら、「体の休養」が必要です。家の中でゆっくり過ごすのがいちばんでしょう。

でも、心が疲れているなら、家の中でゆっくり過ごすことは、むしろ逆効果。「体の休養」をしていても、「心の休養」にはならないからです。

むしろ、**外に出て日の光を浴びながら過ごしたほうが、「心の休養」にはなります。**もちろん、スポーツなどする必要はありません。ただ散歩するだけでもいいし、公園で子どもたちのサッカーや野球を見物するだけでもいいです。

外に出るというのは、それだけで心の気晴らしになるのです。

家の中で過ごすより、刺激が多いので、それだけ自分の不安や悩みと向き合わなくてすむからです。そのため面倒なことや心配事を簡単に忘れることができ、リフレッシュできます。

いい「心の休養」は、**悩み、不安、重圧感から、心を解放してくれる**のです。

一方で、外に出ずに、室内で体を休めて過ごすとどうなるでしょうか。「体の休養」にはなるので、たしかに肉体的な疲れは取れるかもしれませんが、心の疲労感が消えるとは限りません。

いくらのんびり過ごしても、頭の中に、面倒なことや心配事が居座り続けてしまえば、心の疲労感は蓄積し続けるからです。まして、そこに人間関係の悩みや、将来への不安が入り込んでしまうと、どうでしょう？

家の中にいても、ジッとその不安や悩みと向き合うだけになります。これでは「心の休養」どころか、心は疲労するだけです。

60代からはとくに、上手に「心の休養」をする必要があるのです。

「心の休養法」の上手なコツ

60代からは体だけでなく、心も疲れやすくなります。

体の疲れはすぐ実感できますが、心の疲れは実感しにくいのが面倒な点です。

ですから、知らず知らずのうちに、心の疲れは蓄積されていきます。そして何となく気分が落ち込んできます。その状態をそのままにしておくと、うつ状態につながることもあるのです。

だからこそ、**60代はとくに、上手に「心の休養」をする必要があります。**

60代は、そろそろ脳の老化、とくに前頭葉の委縮や機能低下が始まる年代。意欲が衰え、気分的な落ち込みが出てくるのも、珍しいことではありません。

それに加えて、脳内の神経伝達物質・セロトニンが減ってきます。

プロローグでも触れたように、セロトニンは「幸福物質」という別名があるくらい、私たちの幸福感と結びついている物質。ですから、セロトニンが減ると、気分が沈んだり、ちょっとしたことでイライラしたりする、といったように感情が不安定になります。

いわゆる不安状態や、うつ状態になってくるのです。

うつ状態の治療法はさまざまですが、薬を使う場合は、おもに脳内でこのセロトニンの量を増やす方法が選ばれます。正確に言えば、シナプスと呼ばれる神経細胞の接続部分で、セロトニン濃度を増やすのです。

ただ、たとえセロトニン濃度が増えても、うつ状態が改善されるまでには二週間ほどのタイムラグがあります。うつ状態は症状が進むほど、治療にも時間がかかるのです。

そうなってしまう前に心がけてほしいのが、プロローグでも紹介した、70歳からの「若さの秘訣」です。具体的には、**「太陽の光を浴びる」**。

太陽の光が、脳内のセロトニンを増やしてくれるからです。

私たち精神科医が、うつ病の人に「なるべく外に出てください」とアドバイスするのも、太陽の光を浴びることができるからです。たとえ、外に出ることで体が疲れても、心の疲れは軽くなります。悩みや不安が小さくなれば、体の疲労感はむしろ気持ちのいい睡眠や食欲を促してくれます。

結果として、心も体も元気になるのです。

70代の脳には「自然のリズム」が気持ちいい

「太陽の光を浴びる」効果と言っても、ピンと来ない人もいるかもしれません。

それだけ、**いまの60代、70代が、外出しなくなった**ということなのでしょう。

あまり外に出ないので、「太陽の光」のパワーに気づいていないのです。

一般的に、日本人はアメリカやヨーロッパの人々に比べて、明るい屋内照明の中で暮らしています。書斎で本を読んでいて「暗いな」と感じることはないでしょうし、食堂で晩ご飯を食べていても「暗いな」と感じることもありません。

ただ、アメリカやヨーロッパの屋内照明は、日本人なら「暗いな」と感じることはあるはずです。

実際、私が精神分析の勉強でアメリカに留学していたときの話です。私は個人的に英語のレッスンを受けていました。私の借りていた家にアメリカ人の教師が来て教えてくれるのですが、初日、「部屋が暗いな」と思ったので、明るい蛍光灯に入れ替えてみました。

すると、部屋に入ってきた教師が、**「明るすぎる。ここは工場じゃない」**と文句を言って、照明を消してしまったのです。私としては、ちょうどいい明るさにしたつもりだったのですが、教師にとっては逆に明るすぎて不快だったようです。

アメリカやヨーロッパの家庭の多くは間接照明です。日本のように蛍光灯の光で直接室内を照らすようなことは、ほとんどありません。

しかも、そのほとんどが暖色系の照明、つまり蛍光色ではなく電球色ですから、日本人の感覚からすると家庭内の部屋はどこも「暗いな」と感じてしまいます。

ところが、それだけ明るい屋内照明に慣れきっている私たち日本人も、たとえば、夏の日に、急に外に出ればやはり「眩しいな」と感じるものです。

日の光や青空の眩しさは、蛍光灯の比ではありません。

しかも、自然光は、朝、明るくなって、夕方、暗くなります。

1日中、明るい照明の中で過ごしていると、外の明るさの変化に気がつかなくなります。これが問題なのです。と言うのも、光に関して言えば、**私たちは自然のリズムとはまったく切り離されている**ことになるからです。

自然のリズムと合っていないわけですから、こういう生活を続けていると、必ず息苦しさを覚えるものです。そういうとき、実際に外に出てみるとどうなるでしょうか？　久しぶりに青空や日の光に包まれて、「気持ちいいな」と思ったことは誰にでもある体験だと思います。

60代、70代の脳にとって、この「気持ちいいな」という感覚がいいのです。

70代から「ぐっすり深く眠る」法――メラトニン

毎年、晩秋から冬にかけて、気のせいか、必ず気分が沈むという人がいます。

じつは、これは「気のせい」でないことが多いようです。

「冬季うつ」という症状です。

晩秋から冬にかけて、日照時間が短くなるために、気分がだんだんと沈んでくるのです。太陽の光の明るさは、それだけ私たちの心には欠かせないものなのです。実際、春になって日照時間が長くなれば、「冬季うつ」は自然と治ります。また、日照時間の短い緯度の高い地域ほど、「冬季うつ」が多いとも言われています。

うつ病の治療に、光療法と呼ばれるものがあります。

人工的な強い光を一定時間、浴びるだけの治療ですが、症状の改善には効果があります。光を浴びると、まずセロトニンの濃度が高まります。それによって落ち込んだ気分が軽くなってくるのです。

それと、もう一つ、大事な理由があります。

光は、**睡眠に関係するホルモン、メラトニンの分泌にも影響を与える**ことです。

青空や日の光は、メラトニンの分泌を減少させます。逆に暗くなってくるとメラトニンの分泌が増えてきます。メラトニンには脈拍や体温、血圧などを低下させる働きがありますから、分泌が減ると私たちは活動的になり、増えてくると眠くなります。

つまり、光を浴びる生活が、メラトニンの分泌や量を調整して、体内リズムを正常に保ってくれるのです。

また、家の中でも明るい屋内照明の下で過ごしていると、メラトニンの分泌が不自然になるので、自然な眠気は訪れません。人間に本来、備わっているはずの体内リズムが狂ってしまい、1日をただぼんやりと過ごすだけになります。

しかも、**メラトニンは、年齢とともにその量が減っていきます。**

若いうちはよく眠れた人でも、高齢になると、どうしても睡眠時間は短くなるものです。これもメラトニンの分泌量と関係があったのです。

であれば、70代からは、いよいよ光を浴びる生活は大事になってきます。

高揚感のためだけでなく、人間が本来備えている体内リズムを取り戻すためにも、外で過ごす時間が私たちには必要なのです。

「70代からのゴルフ」という健康法

一昔前まで流行っていたゲートボールが、最近、見られなくなりました。

理由はいろいろあるのでしょうが、現代の60代、70代、80代にとって、あまり魅力的なスポーツのように感じられないのでしょう。

実際、ゲートボールと言うと、「年寄りくさい」というイメージがあります。

私はゲートボールに、くわしくはありませんが、ゲートボールをしていた人たちを思い出してみても、ただ無邪気に遊んでいたようには見えませんでした。ゲートボールには、おそらく細かいルールや作戦があるのでしょう。しかも、個人競技ではないので、チームワークといったものも要求されそうです。

ゲートボールを好きな方には申し訳ありませんが、会社勤めを終えた60代以上の人にとっては、ちょっと複雑で、かつ窮屈なスポーツに思えてしまうのかもしれません。

また、60代の私にしても、**いまさら新しいスポーツを始めるのも面倒**に感じてしまいます。

せっかく日の光を浴びて、自由に過ごせる時間があるのであれば、ゲートボールより心と体にいいスポーツがあるだろうなどと、失礼なことも考えてしまいます。実際、どうせ外でボールを転がすなら、**ゴルフのほうがずっと楽しいし、健康にいいのではないか**と思っています。

緑の芝生が眩しい広いフェアウェイで、思いっきりボールを打つ快感。その飛んでいったボールを歩いて探しては、また打つ。そして、最後は小さなカップの中にそのボールを入れる達成感。

こう書いているだけでも、気持ちよくなってきます。

スコアを必要以上に気にしなければ、**ゴルフは心身ともに健康にいいのです。**

まして70歳前後の世代にとって、ゴルフは馴染み深いスポーツのはず。

接待や上司とのつき合いで、休日のたびにゴルフ場に出かけていたという人もいるでしょう。家のどこかに、クラブ・セットが眠っている人も、多いのではないでしょうか。

しかもいまなら、誰にも遠慮はいりません。気の合う友人たちと、広いフェアウェイでのんびり打って、のんびり歩く。ゴルフ場に出かけるまでが面倒ですが、時間とお金に多少余裕があれば、それだけで光を浴びて楽しい時間が過ごせるのではないでしょうか。

しかも、それによって、本来、**人間に備わっていた自然なリズムや幸福感を取り戻すことができる**のです。

仕事ではなく、健康法としてなら、ゴルフはさらに楽しくなるはずです。

「成果ゼロも楽しめる」のが、70代の楽しさ

大の釣り好きの友人から、いい話を聞きました。

彼はアクティブな性格なので、いつも「大物狙い」で、勇んで出かけます。

ただ、当たり前の話ですが、「大物狙い」だからと言って、「大物」が釣れるわ

けではありません。釣り好きの人なら思い当たるでしょうが、魚が一匹も釣れないときもたまにあります。

そんな日は、「今日はボウズ（「坊主＝ハゲ頭＝毛が無い＝魚っ気がない」といった意味の釣り用語）」と落胆するしかないそうです。ただ、腹が立つかといえば、そうでもない。**「こういう日もあるさ」**と割り切って、**「だから釣りは面白いんだ」**と素直に思うと言います。

こういうことを書くと、釣りに興味のない人は、「負け惜しみだろう」と思うかもしれません。「朝早く出かけて、お金も時間も使って、手ぶらで帰ってくるなんて。スーパーで魚を買ったほうが安上がりじゃないか」といった具合です。

ただ、釣り好きは、そうは考えません。

「収穫ゼロ」というのは、釣りの世界では、当たり前のことだからです。

むしろ、「今日は大漁！」とか「大物を仕留めた！」という日のほうが、珍しいもの。それなのに釣り好きはなぜ、あんなにも釣りに夢中になるのでしょうか。

釣りに興味のない人にしてみれば、不思議に思えるでしょう。

ただ、光を浴びる気持ちよさを想像してもらえば、その理由もわかってきます。

たしかに、釣りの世界では、収穫は成り行き次第ですが、青空の下で海を眺めたり、川と向き合ったりしている時間が楽しいのは想像がつきます。海風、川風に頬をなでられる快感もあります。頭を空っぽにして、ただ水の中にいる魚を追う時間が幸せだと、友人は言っていました。

プロローグにも書きましたが、日本人も大昔は狩猟生活でした。人間はもともと、光の中で動物や魚を捕らえて生きてきたのです。ただし大昔は「成果ゼロ」の日が当たり前のようにありましたが、いまの時代はそれが許されないような雰囲気があります。効率とか生産性がどこまでもついて回ります。

外に出て光を浴びるということは、そういう息苦しさから抜け出すことです。

別に何の収穫もなくても、生きるためには、そういうことも大事なのです。

70代からは、この感覚をぜひ、取り戻したいものです。

「動物と共に生きるセカンドライフ」の効能

私の知人で、北海道で厩舎と牧場を経営している人がいます。

その会社の本社は札幌にあるので、厩舎と牧場まで比較的、短時間で行くことができます。私の知人である社長は、この地の利を生かして、厩舎と牧場を社員のメンタルヘルスに役立てています。

ちょっと元気がない社員がいると、厩舎と牧場に出張してもらって、そこで馬の世話をしてもらうのです。驚かれた方もいるかもしれませんが、動物が持っている「癒しの力」には、私たちが想像もつかないような効果があるのです。

実際、これは**「ホースセラピー」**と言う、リハビリテーションの方法の一つ。

馬が持つ「癒しの力」を利用して、体も心もリフレッシュさせるのです。

たとえば、馬は朝が早いです。夜明けとともに厩舎から外に出して、牧場の中で運動させる必要があります。それに決まった時間に食事をさせたり、厩舎を掃除したり、暗くなる前にはまた馬を厩舎に戻したりしなければなりません。

つまり、牧場に行くと、嫌でも**早寝早起き**をして、**規則正しい暮らし**をすることになるのです。さらには、日の出から日の入りまで、**太陽の光をたっぷりと浴びる**ことになります。

これが、体にも心にもいいことは、言うまでもありません。

また、「ホースセラピー」について言えば、乗馬の効能もあります。

乗馬は、一見、ラクそうに見えますが、じつは意外にハードな運動なのです。それに馬の歩くリズムが、脳に心地よい刺激を与え、体を効果的にマッサージしてくれると言われています。さらには、乗馬には、心理的な効能もあります。馬に乗ると目線が一気に上がり、視野がたちどころに広がるため、心に余裕が持てるようになると言われています。

実際、厩舎と牧場で「ホースセラピー」を受けた社員は、しばらくするとほとんどが元気になって、仕事に戻ることができるとのことです。

ただ、リハビリテーションの効能があるのは、馬に限りません。

動物全般について言えるのです。「アニマルセラピー」という言葉があるように、動物と触れ合うことで心が癒されるなど、リハビリテーション効果が期待できます。それだけではなく、脳にもいい刺激を与えてくれるのです。

犬や猫のペットを飼う効能も、まさにそこにあるように思います。

人生は「思い通りにいかない」から、面白くなる

ペットを飼うとなぜ、脳にいい刺激を与えてくれるのでしょうか？

一言で言うと、動物の世話というのは、**思い通りにいかないから**です。

そこがいいのです。動物は、当然、こちらの言うことを聞いてくれるわけでもありませんし、こちらの都合なんかいっさい気にしません。それでいて要求だけはしてきます。実際、犬や猫を飼っている人ならわかると思います。

でも、そのことで腹を立てる人はあまりいないでしょう。

むしろ「そこがかわいい」と喜ぶ人もいるくらいです。

思い通りにいかないことがあっても、仕方ないと納得する。あるいは**「どうすれば、うまくいくのかな?」**と考える。この経験は、脳にとてもいいのです。

70代を苦しめる「かくあるべし思考」とサヨナラできるからです。

動物とつき合っていると、「かくあるべし思考」がまったく通用しないので、自然とサヨナラできるのです。

さらには、「どうすれば、うまくいくのかな?」と、「かくあるべし思考」とは別の考え方をしていると、動物と思いがけず気持ちが通じるときもあります。「こうしてほしいな」とか「応えてくれるかな」という願いがあっさりと叶えられるときがあるのです。

これも、**70代の脳にとっては、いい「成功体験」**と言えるでしょう。

このセラピー効果は、動物だけでなく、植物にも期待できます。

たとえば、草花を育てたり、家庭菜園で野菜を育てたりといったことでも、脳にはいい刺激になります。「かくあるべし思考」とサヨナラできるのです。

植物を育てる場合も、「咲くはずだ」「実るはずだ」という願いが裏切られることはよくあります。植物に怒るわけにもいかないので、「思い通りにはいかないもんだな」と納得するしかないものです。ただ、諦めた頃に花が咲いたり、実がなったりすることがあります。

すると、やっぱり感動するものです。

人生、思い通りにいかないことも多いけれど、**それが逆に思いがけない幸福感をもたらしてくれる**――。

70代になって、その境地を味わえるのは、幸せなことに違いありません。

6章

70代から始めよう
和田式「心と体」健康のコツ

健康数値が悪くても「心が元気」なら、問題なし！

この本を執筆している間、自分の健康状態をセルフチェックしてみました。

私は医者ですから、自分の健康状態を自分で調べることができます。

血糖値は「250」でした。

血糖値の基準値は「70～100」なので、これは高いです。

ただ、数年前、喉が渇いてしょうがなかったので、「おかしいな」と思って血糖値を測ってみたら「660」もありました。それに比べれば、だいぶ改善されたと言えば言えるでしょう。

総コレステロール値は、いつ計ってもだいたい「300」くらいあります。これも基準値は「120～220」ですから、いい数値とは言えません。

中性脂肪にいたっては、基準値が「30～149」のところ、「700」もあります。

こういう話を聞くと、「医者の不養生」と呆れてしまう人もいると思います。

実際、この数値を知人に話したら、「三冠王！」とからかわれました。

たしかに、自分でも検査データだけは、ボロボロだなと思います。

でも、毎日、元気に過ごしているし、気分も明るい。

仕事も診療だけでなく、こうした執筆活動も旺盛にこなしています。

ここでもし、検査データを基準値に近づけるために、薬をあれこれ飲めば、たしかに数値は改善されるでしょう。ただ、薬の副作用で、逆にガクンと元気がなくなって、老化が早まるのではないかと思っています。

健康診断の数値がよければ、それで問題ないということでもないのです。

私は血圧の数値も良くありません。

家庭で測る最高血圧の基準値は「１３５」ですが、以前、セルフチェックしたとき、**最高血圧が「220」**もありました。このときはさすがに降圧剤を飲みました。それで最高血圧は「170」くらいまで下がったのですが、それでも基準値から見れば高めです。

そこで、もっと強い降圧剤を試して、最高血圧をさらに「140」くらいまでに下げたのですが、ここで副作用が出てしまいました。

頭に血が回らなくなったせいか、ボーっとなり仕事どころではなくなってしまったのです。このときのことが教訓となって、いまは最高血圧を「170」前後でコントロールするようにしています。

じつは、日本の検診制度や**「基準値」とされている数値には、疑問や反論がいくらでもある**のです。ここでは細かくは取り上げませんが、その根拠となるデータを私なりに集めてもいます。

もちろん、私も医者ですから、健康には気を遣っています。

抗加齢医学の研究は続けていますし、3章で触れましたが、老化を早める「体の酸化」には注意しています。ただ、何よりも自分のメンタルヘルスのチェックだけは忘れていません。

高齢者専門の精神科医として、これだけは言っておきたいことがあります。

高齢になればなるほど、「心の健康」が大切になってくるのです。

「歳のことを考えない」のも、心の健康法

この章では、70代からの「心と体の健康のコツ」を紹介します。

健康診断の数値ばかりを気にして、食事制限をあれこれ設け、そのあげくに心が塞ぎ込んでしまうという人は意外に多いようです。その結果、健康の数値はよくても、元気力を感じられない70代を過ごしているようでは、本末転倒のようにも思います。

私の経験上**心が元気で気分が明るければ、数値が多少悪くても問題ない**のです。元気な自分に安心して、数値などあまり気にせず、伸び伸びと暮らしたほうが、はるかに健康的で、若々しい人生を送ることができます。

数値は多少悪くても、心は健康なのですから、70代をそのように過ごしたほうが、私は、結果的には、長生きできると思います。

また、これといって具合の悪いところもないのに、自分から「もう歳なんだから」と、何ごとも歳相応で考えるのもよくありません。そういう考えの人は得てして、食事だけでなく暮らし方全体に制限を加えたりするからです。結果として、老いを加速させることになるのです。

高齢者専門の精神科医の立場から言えば、そもそも「もう歳なんだから」と考えること自体が、**高齢うつに陥りやすい思考パターン**なのです。

「もう歳なんだから」という考えのあとに続くのは、「70歳になったら△△をしてはいけない」とか「70歳になったら□□であるべきだ」という「かくあるべし思考」になる場合が多いからです。

さらに言えば、「歳」＝「老い」という言葉の使い方もよくありません。「歳」は「歳」でしかないのに、自分から「老い」に結びつけてしまっています。「80歳」は「80歳」、「90歳」は「90歳」、ただそれだけのこと。

自分から「老い」を早める必要もありません。前述しましたが、若く見られる人ほどいくつになっても元気で、歳のことなど忘れているものです。

歳のことなど、「考えない」「口にしない」――。

それも70歳からの「心の健康法」と言えるでしょう。

「気がついたら、若い頃の顔に戻っていた」

仕事をリタイアすると、ほとんどの人間関係がリセットされます。

仕事仲間との交流は途絶えるという人は多いものです。そのかわり、人生の節目というのでしょうか、学生時代の友人たちや、同郷の仲間たちと会う機会が増えてきます。

これが70歳からの「心の健康」にとても効くのです。

学生時代の友人たちや、同郷の仲間たちの集まりであれば、10年ぶり、20年ぶりどころか、30年ぶり、40年ぶりといった再会も珍しくはありません。

これが、**いい意味でも、悪い意味でも、ショック体験になる**のです。

友人、仲間の中には、かつての面影を探すのがむずかしいほど、老け込んだ仲間がいるものです。それとは反対に、雰囲気が少しも変わらない人もいます。さらには、昔よりむしろ若返ったとは言わないまでも、雰囲気がガラリと変わって、よりエネルギッシュになっている人さえいます。

そういう人は本人も幸せそうです。

それがこちらにも伝わって、見ている周りの人も思わず笑顔になります。「変わらないねえ」「若いねえ」といった言葉が飛び交います。30代、40代の頃は、そう言われると、人間的にまったく成長していないようで嬉しいどころか、抵抗さえ感じたものです。

それが60代、70代になると、まるで違ってきます。素直に嬉しく感じるものです。言われたほうだけでなく、言ったほうさえ刺激を感じます。

そしてここからが不思議なのですが、老け込んだなと思った仲間でも、「変わらないねえ」「若いねえ」と言われた人と、料理を食べて、お酒を飲んで、話に興じているうちに変化が生まれてくるのです。おそらく**「若さ」や「エネルギー」といったものは、知らず知らずのうちに伝播する**のかもしれません。

だんだんと昔の表情が戻ってくるのです。

「気がついたらいつのまにか、中学生の頃の顔に戻っていた」といった感覚が、決して比喩ではなく、実感として生まれてくることさえあります。昔の仲間と、楽しく食べて飲んで、若い頃の話をしているのですから、気分がどんどん若返ってくるのは、ある意味、当たり前と言えるかもしれません。「心の健康」に効くのも、ある意味、当然でしょう。

70歳を過ぎたら、こういう「心の健康法」は、年1回は活用したいものです。

「老い」はこっちが忘れてしまえば、追いかけてこない

70歳を過ぎたら、「ちょっとした好奇心」を大事にしたいものです。

「ちょっとした好奇心」とは言っても、簡単なことなので安心してください。

「さあ、何を食べようかな」「ちょっと、外を歩いてこようかな」といったくらいの好奇心でいいのです。

このような「ちょっとした好奇心」「前向きな気持ち」が、**心の健康の「素」**になるからです。心が健康でいる限り、明るい気分を忘れることもありませんし、

何より毎日の暮らしの中で老け込んでしまうこともありません。

また、何を食べるにせよ、外出するにせよ、夫婦一緒でもいいし、別々でもいい。70代からは、お互い、そのときの気分に従って生きるのがいちばん。このような毎日を過ごしていれば、歳のことなど考えないですみます。

「老い」は忘れてしまえば、必要以上に追いかけてはこないもの。

しかも、人生は70代、80代、90代とまだまだ続きます。

元気でいる限り、そして気持ちの若さも失われない限り、人生には楽しいことがたくさん待ち受けているはずです。

たとえば、思いもしなかった人から「また集まろうか」と声がかかることもあります。その声を聞いただけで、気分はたちまち数十年も若返ってしまったということさえあるでしょう。

「老い」を忘れていれば、懐かしい人たちの集まりに、若々しい気分のままで参加することができます。そして、どの顔も、昔と同じ笑顔を浮かべていたら、どうでしょう?

あなたもきっと、**歳を重ねることの幸福感**に包まれると思います。

人生100年なら、60代は「夢見る若造」

私は現在、60代前半です。

精神科医の仕事だけでなく、本の執筆など、いろいろな仕事に手を出して、50代の頃と変わらず、バタバタと過ごしています。

せっかちな性格なので、その忙しさに安心しているところもあります。これでもし、声もかからずヒマになったら不安を感じるかもしれません。でも、これからさらに歳をとって、いまできているほどの仕事ができなくなってもたぶん、あまり困ることもないように思います。

と言うのも、私には**「70代からの夢」**のようなものがあるからです。

70代になっても、細々とではあっても、精神科医として患者さんと向き合っていく。そして、依頼があれば本を執筆するなど、自分にもできることを続けていく――。これが、現在、60代の私が抱く「70代からの夢」です。

私は、いま現在、好きなことを仕事にしているので、歳をとってもこの生活をとくに変えようとは思わないから、こういう夢を抱くのでしょう。

ただ、そんな私でも、「こういう70代もいいな」といった空想じみた夢を見ることもしばしばあります。たとえば、70代になったら、いっそのことどこかの離島に移り住めたらいいなと思うことはよくあります。その島の診療所で医者をしながら、ヒマな時間には釣りでもやる――という「70代からの夢」です。

「人生100年」と考えれば、60代なんてまだまだ若造。

60代こそ「夢多き年頃」であっていいし、脳さえ元気ならどんな夢でも実現に踏み出すことのできる年齢だと思っています。

ただ、60代の人が「70代からの夢」を描くときに、ちょっとした注意が必要です。と言うのも、60代の人は、**「70代」の現実を意外にわかっていないため、**理想視する傾向があるからです。

「70代」の現実を、もっと知っておく必要があるのです。と言うのも、「70代」を現在の自分の延長線上で考えていると、せっかくの夢も砂上楼閣のようなはかない夢になりかねないからです。

以下、「70代」の注意点を説明しましょう。

元気いい妻、元気ない夫――70代の「男女差」のなぜ？

70代は、60代以上に「心の健康管理」が大切になってきます。

そこをしっかりわきまえておかないと、いきなり水を差すようですが、「夢見る60歳」は、なぜか10年後、「夢のない70歳」になってしまうのです。

私は、高齢者専門の精神科医として、不調を訴える70代の方と接する機会が多いから余計にそう感じるのかもしれません。「心の健康管理」ができていないために、70代になって苦しむ人が少なくないのです。

70代になって、急に気分の落ち込みや、意欲の減退を感じるケースが非常に多い。それも男性に多いのが特徴です。

新聞や雑誌を読むと、元気でおしゃれな70代が増えたとか、年金暮らしで好きなことを楽しんでいる70代が多いといったような記事を目にします。実際、観光地に足を運ぶと、70歳前後のグループが元気に闊歩している姿を目にするのも、珍しいことではありません。

ただ、ひと言で「70代」とは言っても、**団塊の世代だけで800万人を超える人口**がいるのです。

それだけの人口がいるわけですから、元気でおしゃれな「70代ライフ」を謳歌している方ももちろん多いでしょう。ただ、医療の現場にいると、むしろ大半の人は、ふだんはひっそりと暮らしていることが多いような気がします。

これはとくに、**男性に当てはまること**です。

時間を持て余して、退屈な1日を過ごしてしまう70代男性が多い。これは冒頭のプロローグでも紹介したように、男性ホルモンの減少も一因です。その点、女性のほうが70代になると、男性よりはるかに活動的で、好きなことを楽しんでいるように見えます。

でも、リタイア後の生活に夢を描いたのは、むしろ男性だったはずです。女性は、こう書いてしまうと叱られるかもしれませんが、夫がいつも家にいる生活が始まると思っただけで、憂うつになったりしたのではないでしょうか。

ところが現実は逆なのです。

憂うつになるはずだった女性は、外に出て活発に動き回り、元気になるはずだった男性は、家に閉じこもって時間を持て余す。

「心の健康管理」ができていない70代男性が、それだけ多いということでしょう。

この「70代男性の問題」は、どうすれば解決できるでしょうか。

脳のしくみについて考えれば、一つの答えが出てきます。

「団塊の世代＝肉食世代」が「草食」になると、どうなる？

男性は、**60代半ばまでは、言ってみれば「肉食動物」のようなもの**です。

とくに団塊の世代の男性たちは、それが言えると思います。

会社勤めをしていた頃は、極端な話、日々、「弱肉強食社会」「弱肉強食会社」で、ずっと戦い続けてきたわけです。「肉食動物」という表現を使っても、あながち失礼にはならないでしょう。

しかも、この世代は、高度成長期からバブル期といった、日本経済がいちばん元気のあった時代に働いてきたわけです。仕事は当然ハードで、体力も使い続けてきたはずです。目まぐるしく変化する世の中に合わせて戦っていくために、頭を使い続けてきたに違いありません。

当然、社外、社内の競争も激しかったでしょうし、つねに大きな成果を目指して働いていたはずです。成功もあれば、失敗も挫折もあったでしょう。転職や出向、降格、左遷を経験した人もいるかもしれません。浮き沈みの激しい会社人生を送った人も多いと思います。

「在宅勤務」「リモートワーク」といった言葉さえなかった時代です。当たり前のように、毎朝、早く家を出て、不快しか感じない満員電車に揺られて通勤していたはずです。

夜は夜で、職場の仲間や上司や後輩としばしば酒席を囲んで、遅くまで飲み食いすることも珍しいことではなかったでしょう。疲れた足取りで家に帰り、家族の顔を見てホッとする。そして「明日も頑張ろう！」と思って、眠りについたのではなかったでしょうか。

こういう描き方は、いまの30代、40代のビジネスマンから見れば古臭いかもしれません。ただ、いつも「よーい。ドン！」で集団競争に巻き込まれてきた団塊世代にとっては、あながち的外れの説明ではないと思います。

その世代が定年を迎えて、「弱肉強食社会」を離れるとどうなるでしょうか。

完全にリタイアしてしまうと、ずっと背負い続けてきた仕事や会社への責任、家族への責任のほとんどがなくなります。通勤もしなくていい、スーツもネクタイもいらないし、これといってやるべきこともなくなります。上司や同僚、後輩の目を気にすることもなくなります。

つまり、言ってみれば**「肉食動物」が「草食動物」の暮らしをいつの間にか強いられることになる**わけです。

「心の健康管理」ができない70代男性が増える原因も、このあたりにあります。

つまり、「肉食動物」が、慣れない「草食動物」の暮らしをしているので、どうしても心に負担がかかってしまうのではないでしょうか。自分から動こうという意欲がなくなるのも当然かもしれません。

では、どうすればいいのでしょうか？

あえて、**意識して「肉食動物」の暮らしをする必要がある**のです。

定年後に加速する「男の老化」、どう防ぐ？

会社員の通勤時間は、じつは大変有効な「運動時間」でもあったのです。

言葉を変えて言えば、**「肉食動物」が心身ともに健康でいるための貴重なトレーニング時間**だったのです。

たとえば、現役時代、通勤で、最寄りの駅まで、毎日15分くらい歩いていた人がいるとします。これだけでも、かなりの運動になっていたのです。

朝、家を出てから駅まで、ゆっくりと歩いていたという人はいなかったはず。ほとんどの人が電車の時刻を気にしながら、急ぎ足で歩いていたに違いありません。しかも、歩きやすいスニーカーではなく、硬い革靴を履いていたはずですし、重いカバンも持っていたでしょう。

かなりの運動量です。

そして、最寄り駅からは、満員電車に乗って座ることもできず、つり革につかまって立ちっぱなし。その状態で30分から1時間は、電車の中で揺られ続けていたはずです。

これも、**足腰にはいいトレーニング**です。

職場のある都心の駅で降りてからは、そこからまた10分程度は歩いていたはずです。しかも、ビジネス街ですから、大勢の人が黙々と歩いています。どうしても急ぎ足になっていたでしょう。

職場について、自分のデスクに座ってやっと一息。毎朝のお茶、コーヒーがおいしかったのは、その前に十分な運動をしていたからです。

毎日の通勤で片道だけでも、3000歩は歩いていたでしょう。往復だと6000歩。就業時間中、外出でもすれば、1日、1万歩くらい歩くことも珍しくなかったはずです。

毎日、重いカバンを持って、硬い靴を履いて、急ぎ足で、1万歩も歩いていた人が、定年を迎えて家にこもったりすると、どうなるでしょうか？　毎日、家の中をウロウロするだけでは、慢性的な運動不足になることは、目に見えています。

定年後、「男性の老化」が加速するというのは、このあたりに理由があるのです。

大学を卒業して新卒で就職したとしたら、これまで30年もの間、ほぼ毎日、1日、1万歩は歩いていたわけです。週日はデスクワークばかりで、週末もとくにスポーツなんかしてなくても、通勤時間で、知らず知らずのうちに運動をしていたわけです。

つまりは、**「肉食動物」の暮らしを、毎日、30年間も送っていた**わけです。

30年間も鍛えられた肉食系の猛獣が、定年を境に「草食動物」の暮らしを送れば、「体の老化」が加速するのは間違いありません。

そして、このことに危機感を抱いていない男性が、意外に多いのです。

まずは、**現役時代と同様に、1日、1万歩くらいは歩きたいものです。**

時間はたくさんあるのですから、ムリな話ではないはずです。

「歩数計を買って、ぶらぶらする」人生も、意外にいい

健康にいいからと言って、いきなりウォーキングをするのも、面倒なものです。

定年後すぐに、ウォーキングをするのであれば、問題ありませんが、会社を辞め1カ月もすると「体の老化」はすでに加速しています。

「体の老化」が加速している60代男性だと、ウォーキングをするのも、なかなか

大変です。歩きだして30分もしないうちに、たちまち息が上がってしまうことも珍しくありません。

つい1カ月前までは、毎日、重いカバンを持って、硬い靴を履いて、急ぎ足で、1万歩も歩いていた人が、30分もしないうちに疲れてしまうのです。

しかも、スニーカーを履いて、ラフな服装をして、手には何も持っていないのに、30分も続かない。「こんなに体がなまっているのか」と愕然とする人も多いはずです。

でも落ち込むことはありません。

60代も半ばを過ぎたら、「嫌ならやめる」「ムリならやらない」でいいのです。

ウォーキングなどと言って気張らずに、**要は「散歩」くらいの感覚にしましょう。**

おすすめは「歩数計を買って、ぶらぶらする」。

これが意外にクセになるのです。

私の患者さんに、85歳くらいの男性がいます。ただ、どう見ても85歳には見えない。実際よりも一回り下の70代前半くらいにしか見えません。

その方の趣味が「のんびり散歩」。

これだけでも、いい運動です。**この趣味こそが「若さの秘訣」**なのでしょう。

つまり、80歳を過ぎても、「肉食動物」の暮らしを続けていらっしゃるわけです。

「毎日、どれくらい歩くんですか？」と聞いたら、「もう歳だからムリできませんね」と言いながらも笑顔で「1万歩」と答えてくれました。歩数計を見ながら、のんびりと楽しく歩いているそうです。

1万歩と聞いて、どのくらいの距離なのかピンとこない方は、一度、歩数計を持ってみることをおすすめします。

歩数計を持つだけで、**歩くことが楽しくなってくる**からです。

実際、歩数計を買って、歩数をカウントしながら歩いてみると、かつて会社員だった人であれば、誰もがちょっと驚くと思います。1万歩というとすごい距離のように思えますが、会社勤めの頃は、そのくらいの距離は、毎日、軽く歩いていたことに気づかされるからです。

同じ距離をいま歩けば「かなりの運動だな」と思うのに、現役の頃はそれをとくに運動とも思わずに続けていたのです。ですから、何も気を張ることはありません。

まずは**「歩数計を買って、ぶらぶらする」**。

それくらいから始めるのがちょうどいいのです。

「会うたびに老けていく人」の特徴

帰省するたびに、自分の父親がガクンと老けて見えた——。

このような経験がある人は、意外に多いように思います。とくに父親が定年を迎えて、ほとんど外に出かけることもなく、1日、家で過ごすようになる場合に、こういうことが起こります。

このような場合は、脳の老化による高齢うつが疑われます。

脳の老化は、まず「意欲の低下」から始まります。

ただ、ここが面倒な点なのですが、「意欲の低下」は本人も家族もなかなか気づきにくいのです。ここが認知症とは違う点です。

認知症は、ある意味、「わかりやすい病気」です。

まず、本人が自分に対して、覚束なさを感じることがあります。配偶者や家族が「ちょっと心配だな」と気がついてくれることもあります。また、医療機関や自治体の窓口に、さまざまなチェックシートが用意されているので、不安であれば簡単にチェックすることもできます。

しかも、誤解を恐れずに言ってしまえば、認知症というのは、本人はそれほど苦しむことはありません。80代後半になって発症する認知症は、高齢に伴う脳の自然な老化現象ということができるからです。

ただ「意欲の低下」は違います。

これを放置しておくと、うつ病のリスクがどんどん高まるのです。

しかも、こちらは認知症と違って、**年齢との相関関係はありません。** 4章でも申し上げましたが、60代でも高齢うつのリスクは、いつでも抱えているのです。

ただ、高齢うつが怖いのは、環境要因として誰にでも起こり得るということです。とくに男性の場合は、定年を迎えたとたんに、それまでの人間関係が途絶えたりします。突然、生活のリズムが変わるため、張り合いとか、生き甲斐も薄れてくることもあります。

何よりも薄れてくるのが、日々の高揚感。

感情が揺り動かされることもなくなりますから、うつ状態が静かに進んでいくことも珍しくありません。そしてその症状が、本人はもちろん、身近な家族にさえ気づかれないままに進んでいくケースが多いのです。

大事なことは、1日が漫然と流れてしまうような暮らし方を続けないこと。

まずは朝早く起きる。それだけでも効果があるのです。

幸せな70代は「早起き」から始まります

「70代からの元気」は、朝から始まる——これからはそう考えていいでしょう。

どんな1日も、朝から始まるのですから、これは当たり前の話かもしれません。

朝のスタートから、本来の生活リズムを壊してしまうと、体を動かすことさえだんだんおっくうになってきます。

これが、先ほどの「意欲の低下」につながってくるのです。

「元気」とは、ほど遠い70代になってしまいます。

定年を迎えると、「これまで頑張ってきたんだから、しばらくゆっくり休んで疲れを取ろう」と考える人が多いものです。「ゆっくり休む」のはもちろん問題ないのですが、朝、いつまでも布団の中でグズグズしていたり、二度寝したりするのは問題です。

生活のリズムが崩れてしまうのです。

朝グズグズしていて、生活のリズムが崩れると、何もしなくても体が疲れたような気分になります。そこから「意欲の低下」が始まります。そうなると、いつの間にか「心の不調」が忍び寄っていると考えてください。

ですから、**朝は現役時代と同様、早起きをする**ことです。

現役時代と同様に、自然な朝の目覚めの時間に起きても、十分に「ゆっくり休む」ことになりますし、疲れることはありません。

長く体に染みついた習慣で目が覚めるのですから、その生活のリズムは守ったほうがいいのです。

そもそも早起きは、体内リズムにとって、大事な習慣です。

規則正しく朝起きることで、体内リズムを健康な状態に保つことができるからです。もともと人間の体に組み込まれている体内リズムは、**朝、目覚め、昼は活発に行動し、夜は安らかな気分で眠る**ためのリズム。

そのリズムを壊すのは、自分から好んで不健康になっているようなものです。

たまに「朝早く起きても、やることがない」などと言う人がいます。でも、寝ていても「やることがない」のは同じです。寝ていてもしょうがないなら起きてしまいましょう。

ただ、「朝早く起きても、やることがない」というのは、贅沢な話です。

これまでは「朝早く起きたら、やることばかり」だったので、とにかく嫌でも朝早く起きていたわけです。朝早くから「何もしなくていい時間」が待ち構えているわけですから、贅沢、この上なしです。

そう考えれば、毎朝、気持ちよく起きることができるのではないでしょうか。

本書は、新講社より刊行された『脳のため光を浴びよ肉を食べよう』を、文庫収録にあたり加筆・改筆、改題したものです。

和田秀樹（わだ・ひでき）

1960年大阪府生まれ。東京大学医学部卒業。

東京大学医学部附属病院精神神経科助手、米国カール・メニンガー精神医学校国際フェローを経て、現在は精神科医。和田秀樹こころと体のクリニック院長。和田秀樹カウンセリングルーム所長。高齢者専門の精神科医として、30年以上にわたって高齢者医療の現場に携わっている。日本大学常務理事、一橋大学経済学部非常勤講師、東京医科歯科大学非常勤講師、川崎幸病院精神科顧問。

主な著書に、『精神科医が教える 一喜一憂しない生き方』（三笠書房）『自分は自分 人は人』（三笠書房《知的生きかた文庫》）、『80歳の壁』（幻冬舎新書）、『70歳が老化の分かれ道』（詩想社）、『70代で死ぬ人、80代でも元気な人』（マガジンハウス新書）など多数がある。

知的生きかた文庫

70代《だい》からの元気《げんき》力《りょく》

著　者　和田《わだ》秀樹《ひでき》

発行者　押鐘太陽

発行所　株式会社三笠書房

〒一〇二-〇〇七二　東京都千代田区飯田橋三-三-一

電話〇三-五二二六-五七三四〈営業部〉

〇三-五二二六-五七三一〈編集部〉

https://www.mikasashobo.co.jp

印刷　誠宏印刷

製本　若林製本工場

ISBN978-4-8379-8790-1 C0130

知的生きかた文庫

信頼と実績のロングセラー

和田秀樹の本

自分は自分 人は人

自分のペースを守って生きる人は強い！「人と争わない生き方」をする人は、静かな勝ち方を知っています。競争しなくても、確実に結果を出せる法則や技術を紹介！

感情的にならない話し方

職場や家庭で、つい怒りを爆発させて人間関係にヒビが入った苦い経験、ありませんか？ 自分の感情を静めて、相手と穏やかに話す方法を紹介します！

「心が強い子」は母親で決まる！

子どもの将来は、「心の強さ」で決まる！――「親子の約束事」を決める、本棚には「偉人伝」を置くなど、母親に向けて、「心が強い子に育てるノウハウ」を紹介！

もうまわりにふり回されない！「1分間決断力」

私たちは毎日様々な場面で決断を求められます。しかし、そのほとんどは1分で答を出すことができます。「正解」は待つのではなく、作り出すもの！ あなたを幸せに導く思考トレーニング。

C40077